李复兴教你喝好水

李复兴　赵飞虹　编著

U0256126

北京出版集团公司
北京出版社

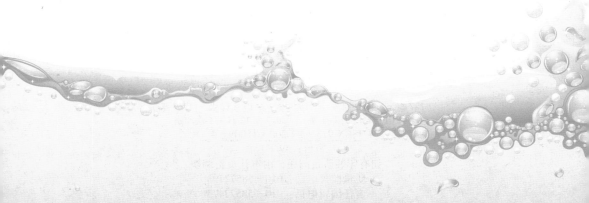

图书在版编目（CIP）数据

李复兴教你喝好水／李复兴，赵飞虹编著. — 北京：
北京出版社，2019.12
ISBN 978－7－200－15009－4

Ⅰ．①李… Ⅱ．①李… ②赵… Ⅲ．①水—关系—健
康—普及读物 Ⅳ．①R123－49

中国版本图书馆 CIP 数据核字（2019）第 134776 号

李复兴教你喝好水
LI FUXING JIAO NI HE HAO SHUI
李复兴 赵飞虹 编著
＊
北 京 出 版 集 团 公 司
出版
北 京 出 版 社
（北京北三环中路 6 号）
邮政编码：100120
网 址：www . bph . com . cn
北 京 出 版 集 团 公 司 总 发 行
新 华 书 店 经 销
天 津 联 城 印 刷 有 限 公 司 印 刷
＊
787 毫米×1092 毫米 16 开本 19.5 印张 265 千字
2019 年 12 月第 1 版 2019 年 12 月第 1 次印刷
ISBN 978－7－200－15009－4
定价：49.80 元
如有印装质量问题，由本社负责调换
质量监督电话：010－58572393
责任编辑电话：010－58572473

我多次强调作为一名科学工作者，不但要在本职工作上有所作为，还应该有责任和义务把科学知识向大众进行普及。科普工作并非易事，从事科普工作的人既要有深厚的专业知识，又要有娴熟的文笔，因为科学知识的每个论点都要有科学依据，而且还要保证大众能听懂，能理解，所以科普工作是难上加难。科学工作者要有强烈的责任心，千万不能误导大众，同时科学知识也要不断推陈出新。

随着人们生活水平的不断提高，当前社会不同职业、不同年龄、不同阶层的人都十分关注健康问题。健康已经成为全球共同关注的话题，而且人们的健康观念也在逐渐增强。我从20世纪90年代初至今都在研究水，水对人体健康是很重要的因素，但却是容易被人们忽视的因素。有的专家在一些媒体上声称"水就是水，不必讲营养；水就是解渴的，没有过多的营养作用；水只要做到安全就可以，不必健康"。尽管每个人都可以发表自己的观点，但不能忽视"水是人体最重要、最基本的一种营养物质"的事实。营养是人类维持生命、生长发育和健康的重要物质基础，国民营养事关国民素质提高和经济社会发展。

在世界卫生组织提出的健康四大基石的基础上，我提出了健康第五大基石——科学饮水。拥有稳定、安全、洁净的饮用水以及相关的卫生基础设施，既是人类生存的基本需求和权利，也是人类健康的必要保证。饮水安全已成为世界各国共同关注的重点、焦点及热点。可以说饮水是最大、最重要的民生问题，关系到每个人的安全健康及社会稳定。

　　"水"是所有营养素中最基本的元素，水是生命之源、健康之本、文化之母。因此"科学饮水"非常重要，科学饮水首先要保证足够的饮水量，其次要选择健康好水并掌握科学的饮水方法，要"多喝水、会喝水、喝好水"！

　　欢迎有不同观点的广大同人和读者批评指正，感谢大家！

李复兴

2019年6月

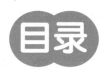

目录

第七章

175

旅行、运动、灾区，补水要跟上

第八章

185

水疗胜过长生药

第九章

199

慧眼识水

第十章　健康好水在哪里

253

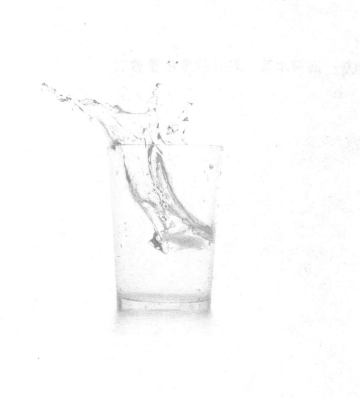

第一章

水决定健康，
水决定智慧

第一节　水是生命之源

　　阳光、空气和水是我们人类生存和保持健康的三大要素。而水更是一切生命之源，水不仅是生命存在的基本条件，还是组成生命体的重要物质。无论是生命的孕育，还是生命的维系，都离不开水。地球上的一切生命都起源于水。科学家认为，最初的生命体是在海洋里诞生的，假如40亿年前的地球上没有水，那么一切生命都无法存在。

　　水是生命之源，在人体的代谢过程中甚至比食物还重要。越是和生命直接相关的脏器，其含水量就越高。在一个成年人体中，水的比例约占体重的70%；水在大脑组织中的比重大约为85%；如果人体水分缺失，大脑的水分也会丢失，人就会失去健康并且影响大脑的正常工作。

　　生理学家告诉我们，每个成年人每天需要1500～2500毫升的水。水不仅可以洗涤肠胃，还能帮助消化，促进食欲。调查显示，有经常饮水习惯的人，便秘和结石的发病率明显低于不经常饮水的人。饮水还对预防心肌梗死和中风等疾病有非常积极的作用。水就像我们生命的母亲，孕育并保护着我们的身体。

生命起源于汪洋大海

　　根据对最古老的生物化石的分析，科学家认为最早的生命大约出现在40亿年前。那时的地球，海洋包裹着整个世界，海水平均深达10千米。地球仿佛一个大蒸笼，不断有小行星呼啸而来，撞击到海洋当中，熔岩等热流令海水沸腾不止。从海洋里"跑"到天空中去的水，凝结成雨点，又降落到地面，并把氢、二氧化碳、氨和甲烷等也带入了原始海洋里。广漠的原始海洋，诸物际会，气象万千，大量的有机物源源不断产生出来，海洋就成了生命的摇篮。

火山喷发产生的熔岩冷却后，形成多孔的枕状结构，水渗入地底后又邂逅了滚烫的岩浆，被煮沸后再次喷发，并把地底下所有的气体和矿物质都带了出来。这一过程导致了两个结果：一方面，喷发出来的水被染成了黑色；另一方面，喷涌到一定高度后，这些黑色的混合物又落回到了海底，沉淀在一起，围绕喷口形成了一个个"烟囱"。随着时间的流逝，这些烟囱的高度达到了50多米，被称为"培养基烟囱"或"黑烟囱"。在它们的外侧边缘，沉积着很多硫化铁的细微气泡。

而生命，就在这些气泡当中！

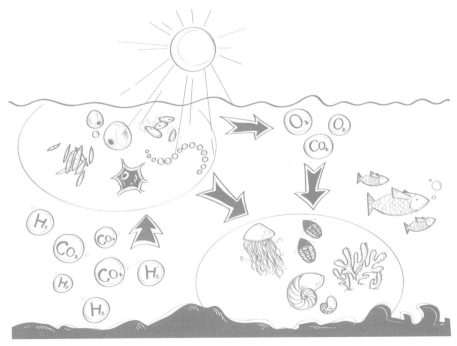

生命的诞生

当时，气泡里充斥着各种化学物质，全是滚烫的海水喷发时带出来的。气泡中充满了能量，这样的环境促成了碳和氢的结合，形成了氨基酸和蛋白质，以及很多碳水化合物，各种各样的新物质开始涌现、聚合，生命就这样诞生了——最原始的细胞开始出现。这些最原始的细胞的结构和现代细菌很相似。大约经过了1亿年的进化，海洋中原始细胞逐渐演变成为原始的单细胞藻类。这些单细胞生命在海洋中，靠着海水溶解的氧、二氧化碳和许许多多的营养物质，靠着海水贮备的大量热量，生活得十分舒适。此后，由于原始藻类的大量繁殖，有的还学会了光合作用，产生了氧气和二氧化碳，为生命的进化准备了条件。原始单细胞藻类又经历亿万年的进化，产生了原始水母、海绵、三叶虫、鹦鹉螺、珊瑚等，海洋中的鱼类大约是在4亿年前出现的。与此同时，臭氧层逐渐形成了，可以防止紫外线的伤害，使得海洋生物登陆成为可能。大约在2亿年前，爬行类、两栖类、鸟类出现了。之后，哺乳动物在陆地上诞生，但它们中的一部分后来又回到了海洋里。大约在300万年前，出现了具有高度智慧的人类。

离开海洋后的生命，虽说不直接与海水接触了，但为了顺利地进行生命活动，它们并没有与海洋断绝往来，只是把海水封闭在体内，构成了自己的"海洋"。据科学家分析，现代生物（包括人类）体液的基本状况还保留了当初原始海洋的特点。从这一点上说，海水不仅哺育了最原始的生命，今天也仍然在"忠心"地为生命体服务。由此可见，水是生命的基础，一切生物都离不开它，真是"生命之水"！

曾有学者估计，地球上所有生物体内的含水量加起来几乎是地球地表淡水量的一半。

人体内有个小"海洋"

生命与水息息相关的关系，可以从人体的组成中管中窥豹：人体内有个小"海洋"，它模拟远古的海洋环境，构成我们机体的内环境，供细胞们安定舒适地生活。

我们知道，水是人体中最多的物质。身体里的水有些是我们熟悉的：血浆像大江小川奔流于全身各处，淋巴液像溪流沟渠潺潺于组织细胞之间，而为一般人所陌生的组织液，则像宁静的湖泊一样深藏在细胞之间。这些水都和无机盐溶化在一起，并形成一定的渗透压，靠它们组成了身体里的"海洋"，构成了机体内环境的基础。细胞生活在这个"海洋"中，才会感到安定和舒适，因为氧气和各种养料溶解在水中（也只能溶解在水中）并被送到身体各处，才能为组织细胞所利用。身体自身制造的各种激素，也须通过血液循环送到需要的地方。而细胞在新陈代谢过程中产生的一些废物，也靠这些大江小川、溪流沟渠带出体外。

而一旦身体里缺水，血液就会干巴巴的，流动缓慢，细胞干瘪，丧失机能，养料、氧气运不进去，废物废气堆积如山，身体机能完全陷于瘫痪。可见，水和无机盐的代谢对生命来说，具有举足轻重的作用。

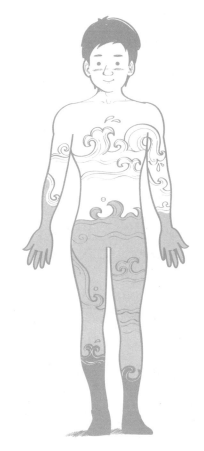

水占人体体重的70%

第二节　人是水做的

我们常听到这样一句话，说"女人是水做的"，用来形容女人温柔如水，也体现了水对女人的重要性。

但是，如果从生理的角度来说，无论男女，都是水做的。

为什么这么说呢？因为人的一生，不分男女，几乎都活在水的状态中：科学研究的结果显示，新生男婴体内的水分占其体重的86.8%；年轻成熟男人体内的水分占其体重的60%，而一个81岁的老人体内的水分则仅占其体重的49.8%。所以，随着机体水分的流失，人们也渐渐走向衰老和

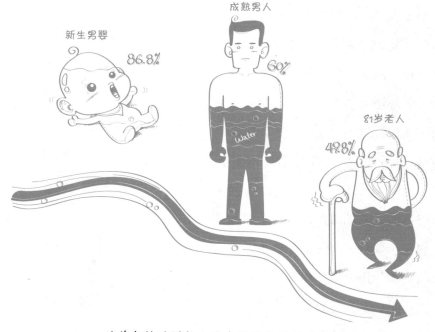

随着年龄的增长人体内的水分不断流失

死亡。

我们皮肤的呼吸、肾脏的工作、血液的循环、心脏的跳动、细胞的活力，人的一切生命活动都离不开水，都必须有水参与。从某种意义上讲，人是地球的缩影，人体内的水占体重的比例为2/3，正好和海洋占地球表面积相似。

人是水做的，但人体的各个器官组织、脏器中所含的水分不一样，其中代谢越活跃的组织含水量越高，稳定而代谢不活跃的组织含水量低。以青年男性身体含水量为70%为例，人体器官组织的含水量大致如下：

眼球：99%

脑：85%

肾：83%

血液：83%

肺、心脏：80%

肌肉：76%

肝：68%

骨骼：22%

人体既像个蓄水池，同时又像个漏水缸。肾：成人日均排尿1000～1500毫升，婴儿500毫升左右；肺：成人 250～350毫升水分由肺排出；肠：成人大便中含75%水分，随大便排出的水分，每天为100～200毫升；皮肤：出汗会流失大量水分，一般情况下成人每天经由皮肤流失的水分约为500毫升。因此成人每天流失水分2000~2500毫升。肾脏是身体水分再吸收的重要器官，每天肾脏的过滤量高达180升，但仅排出1.5升左右，若有某种因素妨碍这种"再吸收"作用，则会损失大量细胞内液而导致严重脱水。

人的肺部、肌肉和血液中含水量较高，而骨骼含水量最低。人体内含

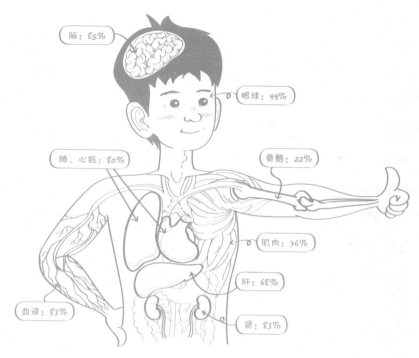

脑：85%

眼球：99%

肺、心脏：80%

骨骼：22%

肌肉：76%

肝：68%

血液：83%

肾：83%

人体各个器官组织、脏器中所含水分不同

水量与人的年龄、胖瘦、性别有关，年龄越小，体内水分含量越高。同样年龄，瘦人体内所含脂肪少，水分就多，反之，胖人因含脂肪多，体内所含水分就少。同样年龄，女性脂肪比男性多，体内含水量比男性低。

水都在人体内的什么地方？

既然人是水做的，那么，水都在人体内的什么地方呢？

人体内水——体液，按其分布可分为细胞内液和细胞外液，细胞外液包括组织液（淋巴液和脑脊液）、血浆等。细胞外液渗透浓度的相对恒定，有赖于水的摄入量和排出量经常保持动态平衡。

人体体液的组成：

体液	
细胞内液	细胞外液
大约为身体水分的2/3。如果身体中含有40升水，大约有25升为细胞内液，即为62.5%，接近于2/3的经验值	·大约为身体水分的1/3，如果身体内含有40升的水则细胞外液约为15升，即占身体含水量的37.5%，则接近于1/3的经验值。 ·细胞外液又分为两类：一类是存在于组织细胞之间的组织液（包括淋巴液和脑脊液），约占体重的16%；另一类是血液的血浆，约占体重的5%

　　体液可分为细胞内液和细胞外液。每个细胞被细胞外液所包围，细胞生存的每时每刻都离不开水，正因为有水的存在，机体才能维持正常代谢。如果机体缺水，消化液分泌减少，食欲下降，对食物的消化能力减弱；机体缺水，血液的黏稠度增加，血液的流动减缓，血压升高；缺水时的机体不能有效地将废物排出体外，代谢活动降低，体质变差而导致各种疾病的发生，机体缺水导致大脑的供水不足，就会影响人的正常思维。

　　水在人体内有两种存在形式：一部分与体内蛋白质、氨基酸、维生素、遗传物质等有机物结合在一起，参与这些生命物质的生化活动和生理活动，称为结合水，这些水不能再溶解其他物质，较难流动。如心肌含水80%，与血液含水量相差不多，但所含的水均为结合水，故呈坚实的形态。

　　而有些水以游离的形式存在，可以自由流动，称为自由水。自由水是良好的溶剂和运输工具。如人和动物血液中含水83%，可把营养物质输送到各个细胞，又把细胞产生的代谢废物运到排泄器官。它的数量制约着细胞的代谢强度，自由水占总含水量的百分比越大，则代谢越旺盛。随着体内代谢活动的进行，结合水与自由水可相互转变。迄今为止，医学家对体内自由水的研究和认识较多，而对体内结合水的结构和功能的研究却很少，认识也很浅。

研究发现，人的年龄愈大，细胞中的结合水愈少；生病时，结合水也有变化。自由水和结合水的区分不是绝对的，两者在一定条件下可以相互转化。如血液凝固时，自由水就变成了结合水。

还有一种水称为代谢水，它是指糖类、脂肪和蛋白质等有机物在生物体内代谢后产生的水。每100克糖氧化时可产生55毫升水；每100克脂肪氧化时可产生107毫升水；而100克蛋白质氧化时可产生41毫升水。普通食谱中每418.4焦耳热量的食物代谢后产生12毫升水，通常成人每天需进食10460焦耳热量的混合性食物，这样每天约产生300毫升代谢水。

人体内的水有3个来源：饮水占50%，包括白开水、各种饮料及液体食物；食物中含的水为40%左右，我们通过摄取各种食物获得；体内代谢产生的水占10%左右。

人体的水平衡

近年来研究发现，保持人体良好的水平衡可以有效地预防一些慢性、非传染性疾病。人体健康要讲究生理平衡，生理平衡包括人体的营养平衡、酸碱平衡、电解质平衡和水平衡。所谓的水平衡是指在正常情况下，机体每日摄入的水分和排出的水分基本相等，这就是水在机体内的动态平衡。水的摄入量和排出量的影响因素较多，如环境条件、个人身体状况、饮食结构、习惯、文化背景以及水在身体内的生物利用率等，现在还很难给出水平衡的具体数据。

身体内的水分受精密的平衡机制所调控，可以保持在一定的范围内。轻微脱水，机体具有较好的调节机制。通过有效地补液，身体内的水分波动或变化在一天内就可以恢复，而脂肪重量的变化一般要几天甚至几周才能完成。

水的营养生理功能

水可以溶解许多的物质，这些都归结于水分子（H—O—H）中间的氢键，它们构成了水的具有空隙的空间结构。溶解在水中的各种营养物质和机体代谢所产生的废弃物快速地在细胞和组织中移动，但只有离子态的营养物质才被运输到细胞内，而各种废弃物通过不同的途径，如粪便、尿液、呼吸、汗液、呕吐等方法排出体外，没有水，这些生理活动将不能进行。因此可以说，没有水就没有生物体的生命活动。水在人体内的营养生理功能主要表现在以下几个方面。

参与并促进人体内代谢反应

水是一种良好的溶剂，人体所需的多种营养物质和各种代谢产物都能溶于水中，即使不溶于水的物质，如脂肪和一些蛋白质，也能在适当的条件下分散于水中成为乳浊液或胶体溶液。可以说，人体内的所有化学反应，或者说人体内的代谢反应都是在水中进行的。因为水的溶解力极强，并有较大的电离能力，可使人体内的水溶物质以溶解状态和电解质离子状态存在；又由于水具有较大的流动性能，在人体消化、吸收、循环、排泄的过程中，可以加速协助营养物质的运送和废物的排泄，进而使人体内新陈代谢和生理化学反应得以顺利进行。

调节人体体温

水与体温的关系非常密切，由于水的比热容高，水温度升高或降低都需要热能；又由于人体含有大量的水，在代谢过程中，产生的热能被水吸收，体温便不会显著升高，人体只要蒸发少量的水，就能散发大量的热，以维持恒定的体温。因此，由于身体中含水多，无论体内产热量增加或减少，都不至于引起体温大的波动，从而使体温维持在37 ℃左右。

水的蒸发可以通过皮肤散热来与环境相适应。在高温、高湿的情况下，人体通过大量出汗的方式来降低体内温度。由于脱水，体温持续上升，如果不能及时补液，人就会出现生命危险。

1912年在瑞典召开的夏季奥林匹克运动会上，葡萄牙马拉松纪录保持者，21岁的弗朗西斯克·拉扎若（Francisco Lazaro）在比赛时大量出汗，越跑越慢，由于太阳的直射和心脏的衰竭，在30公里处折返时，体温达到41℃，使得他在比赛接近尾声时倒下了。虽然在当时就进行了抢救，而后又马上送到了医院，但已经无力回天，他死于第二天早上，后来还发生了类似的马拉松运动员死亡事件。人们认识到，在马拉松比赛中，"水"是马拉松比赛中规定最为严格的部分。比赛的起点和终点都提供水和其他饮料，而在比赛路线上，每隔5千米有一个饮料站。水和饮料放在运动员经过时容易拿到的地方，运动员也可自备饮用水，并且可以在他们要求的地方设置饮料站。饮用水和湿海绵提供站设置在两个饮料站之间。在那里，长跑运动员和竞走运动员经过时可以取到饮用水，还可以从海绵中挤水冲洗头部，起到冷却作用。

运输载体

水的流动性大，能穿过各种生物膜，借以输送代谢物质、排出废物，一天透过细胞膜的液体总交换量高达48升。

维持体内酸碱平衡

水是维持机体酸碱平衡的基础物质。我们身体内调节酸碱平衡具有两个极为重要的缓冲系统，即碳酸氢盐缓冲系统和非碳酸氢盐缓冲系统，水有帮助并参与碳酸氢盐缓冲系统的作用。

体内摩擦的润滑剂

水的黏度小，是机体良好的润滑剂。例如泪液可以防止眼球干燥，关节滑液可以润滑关节，呼吸道和消化道的黏液可以润滑呼吸系统和消化系统，皮肤和结缔组织的储水可以滋润皮肤。

提高膳食的营养价值

膳食中的水对其他营养素的消化、吸收、代谢都有影响，在含10%蛋白质的饮食中，增加20%的水分，可增加蛋白质的功效比值，即每克蛋白质使体重增加的效率提高15%~20%。各种食物中的营养价值要在水的作用下，分解和消化，才能转换成身体所能吸收的各种营养素。

促进机体工作效率

缺水比缺食物更能对人体产生深刻的影响，人体失去4%~5%的水，工作效率下降20%~30%，运动员失水3%，就会使运动成绩下降。

水是医药、医疗的三大法宝之一

医药上的输液、输血、输氧是三大法宝，对高热、腹泻、脱水的病人，常用静脉输液，输入生理盐水及必需的药物，由静脉血管导入体内，可以迅速到达全身各处。一般的疾病多是由于各种病原入侵所致，在服用药物消灭病原以后，就需要排出病原，此时病人应该补充水分，以便产生足够的汗液和尿液，将死亡的病原、代谢废物和多余的药物排出体外。

水有抗氧化性吗

一提起抗氧化性，人们就不由自主地想起一些具有抗氧化性的食品、保健品等固体物质。抗氧化是抗氧化自由基的简称，人体因为与外界的持续接触，包括呼吸（氧化反应）、外界污染、放射线照射等因素不断地在人体体内产生自由基。科学研究表明，癌症、衰老或其他疾病大都与过量自由基的产生有关联。研究抗氧化可以有效克服其所带来的危害，所以抗氧化被保健品、化妆品企业列为主要的研发方向之一。

抗氧化就是任何以低浓度存在就能有效抑制自由基的氧化反应的物质，其作用机理可以是直接作用在自由基上，或是间接消耗掉容易生成自由基的物质，防止发生进一步反应。人体在不可避免地产生自由基的同时，也在自然产生着抵抗自由基的抗氧化物质，以抵消自由基对人体细胞的氧化攻击。研究证明，人体的抗氧化系统是一个可与免疫系统相比拟的、具有完善和复杂功能的系统，机体抗氧化的能力越强，就越健康，生命也越长。

那么水是否有抗氧化性呢？答案是肯定的。我们都知道，水分子由一个氧原子和两个氢原子构成。在自然状态下，水是以团簇结构存在的。在不同的压力、不同矿物质组成、不同温度或pH条件下，有一些水分子会离解成氢离子和氢氧根离子或者是水合氢离子和氢氧根离子。

即：$H_2O = H^+ + OH^-$

$2H_2O = H_3O^+ + OH^-$

水中的OH^-被称之为羟基自由基。在所有的自由基中它的反应速度较快，很容易与一些物质发生反应。

有研究表明，水的抗氧化性有可能与水中存在的H^+和H_3O^+有关。在不同的条件下，水本身就会产生不同数量的羟基自由基，因此由于水的生产、加工、矿物质含量的不同都会引起水中羟基自由基含量的不同。这就说明不是所有的水对人的健康都有益，长寿地区的人之所以长寿，这个地区的水在其中也具有一定的作用。

最早人们在法国南部发现卢尔德泉水，1858年有64名生命严重垂危的病人，他们浸浴泉水后离奇康复，而这些康复病例无法在科学观念的范围内进行逻辑性的合理解释。现在该地成为了基督教最大的朝圣地，每年来自150多个国家的朝圣者大约500万人，尤其是对于那些坐轮椅的瘫痪患者来说，卢尔德成为了最重要的疗养胜地。经过几百年的研究，科学家发现卢尔德泉水中含有氢气，可能是氢气在起作用。氢气在水中的溶解度很低，科学家发现氢气的抗氧化性的特性，可以快速地与羟基自由基反应，是一种强有力的抗氧化剂，因此对于一些氧化应激所造成的炎症具有良好的疗效。同时有许多慢性病的发生是由于机体内自由基过多导致的。现在国际上关于氢气的生物学的许多动物实验和部分临床研究，确实已经证明了氢气可能具有治疗糖尿病、类风湿关节炎、湿疹、抑郁症、动脉硬化等疾病的潜在价值，至于治疗的机理、剂量等的研究还在如火如荼地进行着，氢气有望成为慢性病的克星之一。

氢气的物理性质

氢通常的单质形态是氢气，它是无色、无味、无臭的双原子分子气体，是自然界中分子量最小的气体。氢气是非常难以液化的气体，在一般的液体中溶解度较小。在水中的溶解度为0.017%，在脂肪中的溶解度为0.036%。正是由于氢分子的相对分子质量小的原因，氢气渗透性很强，常温下可以透过橡皮、乳胶管、塑料等。扩散速度快，是氮气的3.74倍。

氢气的化学性质

分子氢中的H—H键的离解能比一般的单键高很多，相当于一个双键的离解能。因此常温下分子氢不活泼。氢气具有可燃性，在高温条件下，氢气很容易与多种物质发生化学反应。氢气在空气中燃烧时，产生淡蓝色的火焰，燃烧后生成水。氢气是一个良好的还原剂。

除了氢具有良好的抗氧化作用外，水中某些离子也有良好的清除水中羟基自由基的作用。从国外的一些研究以及北京公众健康饮用水研究所进行的一些实验发现，随着水中所含有的二价阴、阳离子——重碳酸盐和钙、镁离子含量的增加，水中的羟基自由基清除率也随之增加，也就是抗氧化能力提高了，而纯净水中不含钙镁和重碳酸盐等，因此纯净水的羟基自由基的清除率为零。正如我们古人常常说"一方水土养一方人"。在我国广西、四川一些喀斯特地貌的地区，长寿人口比比皆是，例如广西的巴马、四川的彭县等地均为喀斯特地貌，地层结构为碳酸盐类的岩石，水中的矿物元素主要以重碳酸钙镁为主，具有较高的抗氧化性。

水与细胞衰老

人体是由细胞组成的，人衰老与死亡的过程就是人体细胞衰老死亡的过程，人体中的细胞每天都在更新。

人体每个细胞内大部分是水组成的，而且每个细胞周围都被细胞外液包围，所以细胞生存的每时每刻都离不开水。

新陈代谢是生命的基本特征，而人体的物质代谢、能量代谢、信息代谢主要在细胞内完成。细胞离开水，新陈代谢就会停止。

活细胞就是能进行新陈代谢的细胞。细胞膜有一层由磷脂组成的双层膜，称为细胞膜磷脂双分子层，正是这层膜将细胞内环境与外环境分开。在活细胞中，水的比例是重量的70%左右。水是细胞内系列生化反应过程的基本保障。水分子进进出出细胞内外，长久以来被认为是通过简单渗透扩散方式通过细胞膜，但这种扩散速度非常慢。美国霍普金斯医院的Peter Agre 教授研究证明，水分子跨越细胞膜的快速输送是通过细胞膜上一个专门的水通道蛋白而实现的。水通道每秒可以允许30亿个水分子通过。

由于水通道蛋白的存在，细胞才得以快速调节自身体积和内部的渗透压。水通道蛋白对于生命活力至关重要。由于水通道蛋白的发现，Peter Agre 教授在2003年获得诺贝尔化学奖。

有研究发现癌症患者细胞发生癌变首先是正常活细胞中水发生癌变从而引起细胞组织的癌变，细胞中水的癌变主要是指细胞中水的有序结构、波动频率、物理常数等发生异常。

水与大脑能量

大脑是我们身体中最重要的器官之一。大脑功能依赖充足的水。大脑中大约含有85%的水。认知是人对外界事物的反应能力，包括人的思维能力、反应能力、学习能力、记忆能力等。要保持思维的敏锐性，大脑细胞耗费的能量就多，大脑细胞对能量的需要量是人体其他部位细胞的两倍以上，而水比其他物质能更有效地提供细胞所需要的能量。已经有充分的事例证明，如果人们的饮水量不足，就会影响人脑的正常思维——认知水平。当人们处于脱水状态时，大脑细胞神经元萎缩，大脑细胞生物化学过程中的神经传导减慢。

研究显示，当机体脱水仅为体重的1%~2%时，神经元的正常活动就开始降低，短期记忆受损，视觉跟踪能力减弱和注意力不集中；当机体脱水达到体重的4%时，大脑的反应速度降低了一半以上。有些研究认为咖啡因、酒精、安眠药都会引起脱水。

因此，我们每天饮用的水是否充足，饮用的水的品质是否优秀都对神经系统的发育有很大影响，所以水直接关系到每个人的认知能力。

各种人群脱水对认知的影响：

1. 健康年轻女性：当脱水达到体重的1.36%以上时，就会心情低落，感到工作的困难增加，专注性差，伴有头疼。因此在运动中和运动后的快速补水是极为重要的。

2. 健康年轻男性：中等脱水没有增加体温，但是警觉性和记忆状况向不利的方面发展，同时紧张、疲劳、焦虑感随着脱水程度的增加而增加。

3. 婴儿脱水时出现精神错乱、兴奋或者昏睡；儿童脱水时认知功能降低，青少年脱水达到体重的1%~2%时，认知功能明显受到损害。当脱水达到体重的4%时，对数字的正确率可降低30%，因此学生要保证充足的饮水量。

4. 老年人由于水合作用低于年轻人，口渴的感觉下降。身体脱水时，反应速度降低，数字出错率高，出现血压增加、昏睡、沮丧、焦虑的症状。

水与免疫力

免疫力是人体自身的防御机制，是人体识别和消灭外来侵入的异物，如病毒、细菌等和处理衰老、损伤、死亡的自身细胞，以及识别和处理体内突变细胞和病毒感染细胞的能力。

不同的人免疫力不同，影响免疫力的因素有很多，有先天的，有后天的，有精神因素，有物质因素。其中包括水在内的营养素是机体中许多免疫物质产生的重要基础。

水的离解较弱，属于惰性物质，但是，由于人体内酶的作用，使水参与很多生物化学反应，如水解、水合，氧化还原，有机化合物的合成和细胞的呼吸过程等，动物体内所有聚合和解聚合作用都伴有水的结合或释放。

免疫力的降低，会使病毒时刻危及你的健康，轻则感冒不断，重则病变引发各种疾病，所以关注免疫力，提升免疫力，抵抗病魔是不容忽视的一件事情，不过提升免疫力的过程不是一个随便的过程，还要按照一定的程序进行。

用饮食来改善免疫力，增强抵抗力时，必须加强饮用水的吸收，一般情况下免疫力下降的人，水在其周身发挥的功效会较正常人低，这需要身体内酶的催化作用使水的医疗作用发挥到更大。

免疫力是与多方面的因素有联系的，包括人的情绪。因此要保持健康的心理状态。人只有在一种健康平衡的状态下免疫力才是最好的，不良的心理状态会破坏各生理系统功能的长期稳定，当心情不好的时候，可以泡热水澡或去保健院做水疗，这些活动都能给自己带来好情绪。

英国科学家已经证实，每天喝2升水的人免疫能力比一般人强60%。水可使骨髓中免疫系统的工作能力增强。多喝水、喝好水的人血液中明显有更多的免疫细胞，因此患癌症的风险就小。哈佛大学的研究人员发现，每天喝6杯水的人（1500毫升左右）可将患膀胱癌的风险降低60%，他们甚至推测喝水对于肠癌和乳腺癌也有一定的预防作用。

水——生命的精神源泉

世界卫生组织（WHO）指出，健康的四大基石首先是好的心态。要养成良好的心态，首先要向水学习。水是生命之源，包括两个意思，一是水是生命的物质源泉，二是水是生命的精神源泉。

生活当中，水是无处不在的，我们应该学习水的博大，水为他人着想的无私奉献精神。生命诞生于水，人注定一生如水，我们每个人骨子里都应该流淌着水一样的性格，水一样的宽容，水一样的善良，水一样的执着，水一样的不舍。

地球上水域甚多，形态各异，然而它们都有一个共同的特点，那就是宽阔。"海纳百川，有容乃大"是家喻户晓的一个词语，意思是大海的宽广可以容纳成千上万的河流，比喻包容的东西广泛。人也应该豁达大度、胸怀宽阔。一个人心胸狭窄，以自己为中心，就容易生气，闷闷不乐，斤斤计较。而当一个人胸怀宽广时，就会容纳别人，欣赏别人，宽容别人，自己的心境还能保持乐观。拥有比海洋更加博大的胸襟，是我们中华民族的传统美德，是待人处世的基本法则。让我们善待每个朋友，深切地理解每个人，相信自己，也相信别人，严于律己，宽以待人。这样，我们一定能保持良好的心态。

水向大自然无私地奉献着自己，流芳百世，主宰着整个世界。水有如此的丰功伟绩，但它特别明智地甘居下位，从不居功自傲，清静无为，而又无所不为。老子说"上善若水，水善利万物而不争"。最高境界的善行就像水的品性一样，水最利于万物滋长而不和万物相争，它停留在众人所不愿待的地方，这就是它的处世之道。想要拥有最高德行的人就要像水一样，为人处世要像水的流势一样，谦虚卑下，不可处处与人争高低。当一个人不求功名利禄，一生默默奉献，安于卑下，绝不会与人生恨、结怨，用真情打动别人，最终将会赢得众人的心，受到人们的爱戴，无求而自得。一个成功者无论在何种情况下，都只是讲述胸中的万千丘壑，而不是锋芒毕露、狂妄自大。

水是平静的，蜿蜒的小溪缓缓地流着，平静的湖水淡淡地泛着波光，清晨的露珠轻轻地抚摸着绿叶花瓣，宽阔无边的海平面偶有海鸥轻轻滑过……水的平静，如同人的温柔，但这种平静中还潜藏着汹涌的激流。当清风划过湖面，水总是懒洋洋地躺着，任凭垂柳轻轻地抚摸；当狂风在湖面上飞舞时，它也从不着急，沉着应对，仿佛它早已胸有成竹。其实，人的一生中，我们都会遇到许多不愉快，而温柔往往是我们心灵的港湾，是我们前进的动力，是我们战胜困难的勇气。温柔不光是人们性格的表现，还是人们心里最美好、最想抵达的世外桃源。人生坎坷，遇事繁多，心静如水，必能成功。

水灵活多变，它能够不拘束、不呆板、不僵化、不偏执。它因时而变，水的灵活使它的身影随处可见，它向往自由，追求梦想，它懂得跟随大自然的规律，顺势而流。它遇冷凝结成冰，遇热变成气体，遇水合而为一，遇风翻滚成朵朵浪花……它的灵动给世界带来了生气和美感，它的灵动给万物带来了生命与朝气，给人类带来了无限的感动。灵活不是一种世故，而是一种成功做人、成熟做事的智慧与方式。

一滴水虽然微不足道，但成年累月，持之以恒，一滴、两滴、三滴……千千万万滴水就能汇成一股强大的力量，击穿坚硬的石头，因此有了"滴水穿石"。每一条河流都向往着流向大海，与大海结合，孕育更多、更可爱的生命，它们凭着自己的坚定意志，冲破险阻、劈开山门、越过丛林……最终实现自己的梦想。

人的一生，起伏不定，无数坎坷，如同泥沙，如果你沉溺进去，将会永远不见天日。无论遇到多大的挫折，生活多么艰难，如果你学习水的精神，像水一样不断积蓄自己的力量，冲破障碍，坚定不移，决不放弃，再大的挫折也能化险为夷；如果你学习水的精神，像水一样向着自己的目标前进，最终一定会走到胜利的彼岸；如果你学习水的精神，将自身价值发挥到极致，你会拥有坎坷但却精彩的人生。

水是反映人性的，水性寄于人性之中，与其说水美如人美，不如说人美如水美。人要像水一样生活，胸怀如水之宽阔，品德如水之明智，心态如水之平静，头脑如水之灵活，毅力如水之坚定。用真诚的心对待朋友，用认真的态度处理世事，用顽强的精神完成梦想，创造属于自己的美丽人生。

最善的人，心胸要像水那样深沉，交友要像水那样无私，说话要像水那样真诚；为政要像水那样有条有理；办事要像水那样利用特长，行动要像水那样抓住时机。

智者亦如此，既要尽力适应环境，也要努力改变环境，实现自我。又应该多一点韧性，能够在必要的时候弯一弯，转一转。事物往往因为太坚硬而容易折断。唯有那些不只是坚硬，而更多一些柔韧、弹性的人，才可以克服更多的困难，战胜更多的挫折。

在平凡的世界里，让我们的人生如水那样，即使是一滴，也能成为朝霞，折射出太阳的光辉；如果是一汪泉源，那就成为涌动的活水，荡涤俗世的尘埃，成为救人于干渴的荒漠甘泉。人生当做常态的水，水样的人生游刃有余，不死板，不浮躁，流动时活泛，沉淀后至情。

水在身体内的旅程

水进入身体通常有 3 种途径：喝水、静脉滴注和皮肤吸收，这 3 种途径的特点和目的各不相同，喝水最为便捷，人体吸收也最多；喝水是我们最常采用的补水方式，静脉滴注多用于病人补充水分，爱美人士使用保湿化妆品后，皮肤可直接吸收水分。

当我们喝水时，不到 1 分钟水就可以快速地进入我们的血管和大脑，10 分钟到达我们的皮肤，20 分钟到达我们的心脏、肾脏和肝脏。

现在，让我们来看看水进入人体后的旅程。

水的第一段旅程

水进入人体内抵达胃部的旅程是：口腔→会厌→食道→胃。水进入胃之前，几乎不会被上述消化道吸收，只是"路过"罢了。

水的第二、三、四段旅程

一部分水进入胃：胃→胃内壁黏膜细胞→毛细血管和毛细淋巴管→循环系统。

另一部分水经由胃进入小肠：小肠→小肠内壁黏膜细胞→毛细血管和毛细淋巴管→循环系统。

小肠内未被完全吸收的水随食物残渣进入大肠，其中一部分被大肠内壁黏膜细胞吸收：大肠→大肠内壁黏膜细胞→毛细血管和毛细淋巴管→循环系统，大肠→肛门。

水的第五段旅程

入消化道的水（包括营养物质）进入血液循环，到细胞：消化道静脉循环→肝脏（解毒）→肝静脉循环→体静脉循环→右心房→三尖瓣→右心室→肺动脉→肺毛细血管（血液气体交换：排出二氧化碳，吸收氧气，同时其中一部分水会随着呼出的二氧化碳，以水蒸气的形态排出去，下面再作详述）→肺静脉→左心房→二尖瓣→左心室→主动脉→动脉→毛细血管→细胞。

水的第六段旅程

大量无法被血液循环吸收的水从血浆中渗出成为组织液，经过淋巴循环再进入血液循环：静脉循环→组织间隙→毛细淋巴管→各级淋巴管和淋巴结→左右淋巴导管→左右颈静脉角→静脉循环。

水的第七段旅程

水在肺部通过气体交换排出体外：肺毛细血管→肺泡→小支气管→气管→喉→咽→鼻腔→鼻孔。

水的第八段旅程

进入细胞的水，一部分水被细胞留着自用；另一部分水：细胞→毛细血管→体静脉循环→肾→输尿管→膀胱→尿道。

水的第九段旅程

人体皮肤表面大、小汗腺共有数百万个，最集中的部位是腋下、胸部、背部、手足掌、太阳穴等。一般情况下，由于体内能量的热转化和肌肉的运动，引起毛细血管扩张，血液中的水和一些电解质进入汗腺，再从汗腺中分泌出体表，并以汗液的形态蒸发出来。上述过程水的旅程如下：皮下组织内的血管→大、小汗腺导管→毛囊→毛孔。

脱水是"百病之源"

现在我们已经知道水在人体内的重要作用，人一切的生命活动，都离不开水，都必须有水参与。那么您可能会恍然大悟了：这么说，人的很多种疾病，难道都是由脱水引起的？

恭喜您，说对了。如今医学专家已经发现，当生命的各个阶段都在不断地吸收和排泄水分来维持基本的生命进程时，如果摄入的水不足，各种废物在细胞内不能很快地被代谢出去，废物在体内会日积月累，就开始引发各种疾病。不少疾病，正是与慢性脱水相关的，比如各种慢性疼痛、高血压、糖尿病等。

前面已说过，人体中的水分为细胞内的水和细胞外的水，脱水最重要的是细胞内的水的丢失。水的跨膜转运有两种方式，一种是简单的扩散，一种是水通道介导的水转运。由于细胞内外的水分在正常情况下是维持恒定的，只要任何一种水的转运方式出现障碍，都会导致脱水症的发生。单纯性扩散与体内的渗透压有关，由此造成的脱水大致分为3类：等渗性脱水、高渗性脱水和低渗性脱水。

脱水的表现形式

脱水分类		
类型	生理改变	病因
等渗性脱水	· 细胞外液中的水和盐等渗性丢失 · 没有造成细胞内液的渗透性转移	· 大量呕吐 · 肠外瘘 · 肠梗阻 · 烧伤 · 腹腔内或腹膜后感染
高渗性脱水	· 失水量多于失盐量 · 细胞内的水向细胞外液（血浆和组织间液）渗透性转移	· 大量出汗 · 渗透性利尿 · 渗透性腹泻 · 水分摄入不足 · 糖尿病昏迷
低渗性脱水	· 失盐量多于失水量 · 细胞外液（血浆和组织间液）向细胞内渗透性转移	· 慢性肠梗阻 · 噻嗪类利尿剂的使用，尤其是老年人 · 大创面慢性渗液

当身体缺水时，就会影响到水通道蛋白的含量，例如，当限水48小时后，肾的皮质和髓质的水通道蛋白增加2倍以上。一些疾病，例如充血性心衰、肝硬化等，都发现水通道蛋白出现变化。

造成持续的慢性脱水的原因，主要有以下几个。

1. 人的细胞减少。成年人体内有60万亿～100万亿个细胞，研究显示，30~70岁的人，每年人体细胞数量下降3.6%，70岁以后平均下降9%。人体细胞内的水分占人体总水分的55%，随着体细胞减少速率加快，细胞内水分的下降速率也会加快，而细胞外的水分下降速率缓慢。

2. 人体内脂肪含量的增加。随着年龄的增长，人体内的脂肪含量逐渐增加，从而人体内的总水分也相应减少。

3. 代谢水减少。随着人体衰老，体内各种脏器功能降低，人们的新陈代谢能力降低，从而体内代谢水也相应减少。

4. 人的体外排泄（尿）的增加。随着人的年龄的增长和衰老，人体的膀胱功能逐渐降低，表现为膀胱的容量逐渐减少。青少年的膀胱容量平均为500～600毫升，而老年人平均只有250毫升，因此，随着人体的衰老，膀胱贮尿能力减弱，造成排尿的次数增多，也会造成人体总水分的减少。

我们人体有着复杂的水的调控系统，当我们感到口渴的时候，这就是机体告诉我们应该喝水了。

脱水的定义

所谓的脱水，就是水的摄入量低于排出量。因为人体水分总是维持着动态平衡的状态，摄入减少时机体仍会通过自身调节尽力使体液和电解质保持稳定的状态。每天从我们的呼吸、排泄物、汗液等方面丧失水分，我们可以通过饮食、代谢和饮水补充每日的水分的需要量，同时我们的机体还具有将水分快速输送到脱水的位置的功能。但是机体、行为和环境因素都可能破坏人体稳态机制的极限，导致体液和电解质平衡失调。

脱水的原因

脱水的原因实际上就是水的摄入量不足或排出量过多，有时是二者综合产生。经常造成脱水的原因有以下几种情况。

1. 腹泻：通过粪便流失水分是最常见的脱水情况。

2. 呕吐：通过呕吐物流失水分也是比较常见的脱水情况。如果患者不能克制反胃引起的不适，则很难通过饮水来补充流失的水分。

3. 出汗：机体为了降低体温，通过出汗来达到的一种机体的反应。例如高温天气或者在温和天气中的强劳动或运动时，大量出汗，会引起脱水；疾病发烧的情况下，机体为了降低体温，会流大量的汗而导致脱水。在通常环境下，轻快步伐步行时，为了降低体温，汗的流失量达到0.45千克时，机体会发出口渴的信号。

4. 糖尿病：由于血液中血糖浓度增加，机体为了大量排出糖分而引起尿糖的增加，随着尿糖的排出，水分也大量排出，因此糖尿病初期人会感到烦躁和干渴以及尿量增加，严重者还会出现脱水。

5. 烧伤：皮肤是人体对外界环境的保护屏障，当人体被烧伤后，皮肤的保护功能丧失，引起液体的流失。烧伤病人由于皮肤被破坏，不能防止体内水分的流失而出现脱水。

6. 喝水量不足：还有一些人因摄水量不足造成脱水。

脱水的症状

脱水会对机体的生理和心理功能造成不良影响，是导致某些疾病或使某些疾病恶化的原因之一。美国F.巴特曼医学博士认为：许多的疾病例如各种疼痛、高血压、糖尿病等是由慢性脱水症引发的。

细胞内外的水分在正常情况下是维持恒定的。随着机体内水分流失的增加，脱水的症状越来越明显。下表为脱水量为体重的不同百分比时，机体出现的脱水症状。

脱水的症状

脱水量为体重的百分比	症状
0	—
1%	口渴
2%	渴感增加，食欲丧失，不适
3%	烦躁
4%	恶心，生理活动减缓
5%	表情淡漠，四肢刺痛
6%	体温升高，脉搏增加
7%	头疼，认知障碍
8%	头昏眼花，呼吸急促
9%	虚弱，精神混乱
10%	肌肉痉挛，吃语
11%	由于血容量降低循环不畅，肾脏受损

当人们感到口干，并且长期补水不足，会对健康有一定的影响。例如口腔的湿润主要依靠唾液，而唾液起着润滑、清洁口腔以及消化食物等作

用，唾液也可以抑制细菌和真菌滋生，防止口臭。当口腔不能分泌充足的唾液时，我们就会感到口干以及不舒服。

心脏为了维持正常的血液循环，如果血液量降低，我们的身体就会升高心率和血压使得血液能够流动到各个器官和组织。这就是轻微脱水时，机体产生的应对机制。当脱水严重时，身体的水分进一步减少，大脑和一些组织得到的血量降低。如果再不进行补液，就会导致昏迷、组织器官损坏，最终引起死亡。

引起口干的原因

口干，通常称为口腔干燥。引起口干的原因如下：

·某些药物的副作用。有许多处方药和非处方药会引起口干，例如与抑郁、过敏、腹泻、恶心、尿失禁、哮喘、帕金森病等有关的药物均会引起口干。

·一些疾病和感染的副作用。如干燥综合征、艾滋病、阿尔茨海默病、糖尿病、贫血、囊性纤维化、风湿性关节炎、高血压、帕金森病、中风和腮腺炎等。

·一些医学疗法的副作用。如头咽部的放化疗引起的唾液腺的损害。

·神经损害。口干也可以由头部和咽部手术的神经损害引起。

·手术切除唾液腺。

·生活方式。抽烟、咀嚼烟草都会影响唾液的分泌，另外长时间张口呼吸也会引起口干。

儿童为何容易脱水

由于儿童或婴儿的体温调节功能和相关的发育尚未完全，因此婴儿比成年人更易脱水。

当婴儿出现腹泻、发热时，身体出现脱水的症状，而又没有足够的语言能力来表达其干渴的感觉，便会非常危险。

在刚开始出现脱水的症状时，通过饮水可以有效地缓解脱水的症状。

婴儿或儿童刚出现脱水时，可以通过口服补液，用一些含有一定电解质的补液按照一定的频率，小口补充。例如可以每5~10分钟喂一小口，大约是5毫升。如果婴儿伴有呕吐，则补液的数量要加倍。如果儿童病情严重，不能饮水时，注意要及时就医，采用静脉注射进行补液。

脱水时，儿童液体流失的征象估测

脱水水平	液体流失的估测	脱水征象
最轻	失水少于体重的3%	无
轻微到中等	失水少于体重的10%	烦躁，困倦，易怒，各黏膜干燥（口腔，舌头），心率加快，呼吸急促，尿液排出量少，渴感增加
严重	失水达到体重的10%或更高	无精打采，昏睡，无意识，哭声很弱，眼睛下陷，囟门下陷，心率增加，脉搏虚弱，呼吸急促，寒战，皮肤粗糙，无尿，虚弱到不能吃奶或饮水

第三节　水中矿物质及其平衡

随着工农业的发展，人们生活水平的提高，水污染的问题逐渐受到全球广泛关注。世界卫生组织调查显示：全球80%的疾病源于水污染；全球12亿人因饮用被污染的水而患病；全球50%的癌症与饮用不洁净的水有关；全球50%儿童的死亡是饮用被污染的水造成的；全球2500万5岁以下儿童死于因饮用被污染的水而引发的疾病；全球因水污染引发的霍乱、痢疾和疟疾的人数超过5000万。肿瘤、癌症、肝病、肾病、结石、致畸、婴幼儿身体和智力发育迟缓及心脑血管硬化与饮用水不洁净也有直接的关系。

水是人体需要的七大营养素之一，也是人体每日摄入量最大的物质，饮水的安全性牵涉到每个人的健康。由于水污染的存在以及水资源的匮乏，瓶装纯净水和淡化海水等进入了许多消费者的家庭。这些水中的矿物质含量极低。从1957年开始在全球开展了大规模的水中钙镁需要量的研究，涉及80多个国家和地区。实验结果显示，长期饮用矿物质含量低的水会增加一些慢性病发病的风险。

饮用水中的矿物质对人类和动物的健康十分重要，因为它们以离子的形态存在于水中，与存在于食物中的矿物质比起来更容易被肠道吸收。水中的常量矿物元素（镁、钙）和微量元素（锂、钼、硼等）对人体日常需要贡献巨大。

大量的实验结果显示，水中含有丰富的常量元素，即镁、钙有助于预防心脑血管疾病的发生，预防骨质疏松、减缓老年认知功能下降、癌症、糖尿病等慢性病的发病。特别是水中镁的作用不容忽视。

饮用水中所含的一些微量元素对于一些疾病具有一定的缓解作用，例如矿泉水中的锂，可以抑制抑郁症的发生，适宜的氟化物可以有效地预防儿童龋齿的发生。

虽然在世界卫生组织《饮用水水质准则》中没有列出水中钙和镁的适宜推荐量，但是专家们普遍认为水中应该含有适量的钙和镁，因为受到各地环境、气候、饮食习惯、年龄等诸多因素的影响，所以还不能确定水中钙和镁适宜的推荐量。

人体中矿物质及矿物质比例

构成地球上所有生物体的元素有50多种，除了碳、氢、氧、氮主要以有机化合物的形式存在外，生物体内其他金属和非金属元素统称为矿物质或无机盐。人体中各种丰富的矿物质占人体体重的4%~5%，是健康必不可少的营养素。有一些矿物质不能在机体内合成，必须从体外获得，即通过饮食来获取。一般人体每日需要量超过100毫克的矿物质称为常量元素，占人体总灰分的60%~80%，例如镁、钙、钠、钾、氯、磷和硫等。其他元素如锌、铜、铁、锰和硒，为微量元素或称之为痕量元素，在人体中含量较低，约占人体总重量的0.01%以下，但其在较低的浓度下对生物体就有作用。

按照矿物质对人体健康的影响来分，矿物质又可以分成必需元素、非必需元素和有毒元素。所谓必需元素是指那些维持人体健康所必需的元素，缺乏这些元素机体组织和功能会出现异常，补充后即可恢复健康。然而必需元素若摄入量过多可能会有害健康。而有毒元素，例如汞、铅、砷等，常常称为重金属元素，又被称为环境激素，在人体中起到类似激素的作用，进入人体后会干扰人的正常激素功能。

在常量元素中，机体中含量最高的矿物质为钙和磷，是骨骼的主要成分。人体血清中的钙浓度为2.2~2.5毫摩尔/升。血清钙浓度受到甲状旁腺和维生素D的调控。具有生理活性的钙为离子形式，当血清中的钙元素升高10%时，降钙素就会迅速分泌，将钙含量降至正常水平。

成年人体内含有24克的镁，在血清中含量较低，一般为0.7~1.15毫摩尔/升，镁主要存在于骨骼中，含有60%左右，肌肉细胞中含有20%，软组织中含有20%。镁的吸收部位为肠道，并从肾脏通过尿液排出，成年人体内通常维持一个平衡状态，如果摄入量过多，血清镁的含量增加，则从肾脏中的排出量增加。

血清中的钾含量为13.7~21.5毫克/升，与镁相同，随着钾的摄入量增加，尿液中钾的排出量增加。正常情况下，钠的摄入量不会影响钾的排出。但是当钠摄入量过多时，钾和钠的比例失去平衡，钾的排出量会受到影响。机体同样具有很好的平衡系统，即摄入多，则排出也多，反之，摄入少，则排出少。

机体通过3条途径维持体内的酸碱平衡。第一条途径是通过血液的缓冲系统。血液中有一些既能中和酸又能中和碱的物质，其中最主要的是碳酸氢钠（$NaHCO_3$）和碳酸（H_2CO_3），两者的比例为20∶1。第二条途径是通过肺的呼吸。当体内碳酸过多时，它很容易离解为二氧化碳和水，二氧化碳兴奋呼吸中枢，加速二氧化碳的排出；反之，体内碳酸过少时，呼吸减慢，二氧化碳排出减少，使碳酸增加。第三条途径是肾脏的排酸、保碱作用，这也是最重要的一条途径。体内酸过多时肾脏排出大量的酸（H^+），重吸收和生成大量的碱（$NaHCO_3$），反之当体内碱过多时，肾脏排酸、重吸收碱的作用均降低。

硫酸根属于常量阴离子，肠道对硫酸根的吸收取决于硫酸根的量以及硫酸根结合的阳离子类型。随着阳离子价数的增加，吸收率降低，一般一价阳离子，如硫酸钾或硫酸钠，其吸收率高于硫酸二价阳离子，比如硫酸镁的吸收率低于硫酸钠。在人体中氧化硫通常呈有机形态存在，并与生物大分子结合，在机体中起着重要作用。

人体具有良好的平衡系统，血浆中的各种电解质浓度除了身体出现重大问题时，通常会维持在一定的范围内，血液将各种物质输送到组织和器官的细胞内，维持人体正常的生理机能；反之当血液中某种电解质深度降低时，某些组织就会动员某些物质进入到血液中。正是因为机体的平衡系统的存在，血清中的矿物质浓度不能灵敏地作为身体是否缺乏和充足的指标。

人体血清中的矿物质浓度

矿物质	血清中的正常浓度范围
钙：镁	（2.1~3.1）：1
钠：钙	（32~35）：1
钠：钾	（20~40）：1
钙：磷	（2.3~8.5）：1
钠：镁	（68~84）：1
（钠+钾）：（氯+碳酸氢根）	（3.0~11）：1

人体渗透压和pH平衡

水是人体内含量最多的成分，体内的水和溶解在其中的物质构成了体液。体液中的各种无机盐、低分子有机化合物和蛋白质都是以离子状态存在的，被称为电解质。人体的新陈代谢都是在体液中进行的。体液的含量、分布、渗透压、pH以及电解质含量在正常人体中维持平衡或者在相对狭小的范围内维持稳定，才能保证生命活动的正常进行。

体液是人体中所占比例最丰富的物质，正常成年男性的体液约占体重的60%，其中40%分布在细胞内，称为细胞内液，20%分布在细胞外，称为细胞外液。在细胞外液中，血浆约占5%，细胞间液占15%。

体液的含量分布因年龄、性别和体脂率的影响有很大的差别。随着年龄和身体肥胖度的增加，身体含水量降低。身体渗透压取决于一价的电解质浓度，例如细胞外液的钠、氯和重碳酸根，细胞内液的钾、磷酸根。

细胞外液体积和渗透压通过维持水和电解质平衡进行充分调节，水和电解质的平衡受到神经和体液调节，主要通过神经、激素控制水的摄入量和肾的排出量来完成。这对于维持血压、防止细胞肿胀或缩水非常重要。肾脏和渴感机制灵敏地调节着细胞外液的增加或减少，使得动脉血压升高或降低。

人体另一个平衡就是酸碱平衡，身体各部位的pH均控制在一定的范围内，过高或者过低都会使人酸中毒或者碱中毒，身体pH微小变化会改变神经肌肉的兴奋性或者身体各种代谢酶的活性。人体酸碱平衡需要三种机制的参与，肾脏、呼吸和机体的化学缓冲机制，而化学缓冲机制又涉及碳酸盐、磷酸盐、蛋白质和血清蛋白缓冲机制。

大量的研究表明，当人体产生的酸性物质多时，对骨骼有不良的影响，并影响人体的矿物质含量的变化。健康老人体内产生的净酸性物质，也就是肾脏的净酸排泄与镁和钙的排出有关。人们发现如果尿液的pH发生变化，pH小于5或者大于8时，肾脏排出的钙的含量不同。净酸排泄每改变1毫克，酸性尿和碱性尿中钙的排出量分别为0.035毫摩尔/天和0.023毫摩尔/天。净酸排泄与饮食的构成有关，与水中的矿物质含量同样也有关系。

水中常量元素与人体健康

饮用水可以提供人体所需要的部分矿物质，可满足人体需要量的1%~20%，而水中含有大量的钙和镁可以满足人体需要量的20%左右。通常认为人们可以通过饮食来补充矿物质元素的需要量，水中的矿物质元素可以忽略不计，但是对于一些素食或肉类食物摄入量少的人来讲，水中含有的矿物质元素可以起到一定的补充作用，从全世界的统计数据来看，除了钙和镁以外，其他的微量元素对人体营养的贡献率低于5%。

大量的研究表明饮用富含钙、镁的水的人群心血管疾病、骨质疏松症、癌症、糖尿病等疾病发病率较饮用软水的人低。亚洲许多地区饮用水属于软水，即水中的钙、镁和锌的含量较低，台湾的一些研究发现，长期饮用软水与食道癌、结肠癌、胃癌等消化系统的癌症有一定的相关关系。饮用水的总硬度与心脑血管疾病呈负相关关系。但是有些含有大量矿物质的水，容易含有一些对人体有害的物质，因此在强调水的硬度的同时要注意水中其他重金属的含量。

中国的一些流行病学调查显示，水中的钙和锌具有相互作用，当缺乏钙时，锌对于认知功能为正相关，而钙高时则呈负相关。同样，氟与钙也呈现一定的相关关系。高钙水可以防止氟的毒性作用，特别是对于高氟地区饮用高硬度的水是较经济实用的公共卫生措施。下面我们介绍饮用水中与人体健康有直接关系的元素镁、钙、重碳酸盐。

镁——生命的明灯

阳光、空气、水是陆地万物生长的三大要素。陆地上的植物中所含的叶绿素可以把太阳光转换为能量，镁是让植物把光转换为能量的元素，而人与动物则通过摄取植物获得能量和营养。镁可以说是生命的起源，因为镁是叶绿素与光合作用的核心。所有的动植物在内，只要是有生命的有机体都需要镁，叶绿素的结构围绕着镁原子。以镁为核心的叶绿素被视为大自然重要的营养素来源之一，丰富的叶绿素在人体快速吸收氨基酸与合成酶时，都扮演了重要的角色。缺镁会让一切开始死亡。在动物体内，无论是细胞、骨骼、组织以及几乎所有的生理过程都需要镁的参与，生物体细胞中如果没有足够的镁，我们就无法呼吸、让肌肉活动，大脑的活动也会减少。镁是细胞内的阳离子之一，全身大约有1%的镁在细胞外。

我们身体缺镁会发生什么？

多年以来，从营养到医学人们对矿物质的关注点集中在钙离子、钠离子等方面，实际上镁的重要性高过钙、钾、钠，并且它能够调节这三种物质。然而地球上有数百万人处于严重缺镁的状态却浑然不知。

身体缺镁早期症状可能难以察觉，由于大部分的镁储存在组织中，腿抽筋、脚疼、肌肉痉挛等可能与早期缺镁有关，另外其他早期症状，如无食欲、恶心、呕吐、疲劳、乏力等随着缺镁的情况进一步严重，还会出现麻木、刺痛、癫痫、性格改变、心律不齐、心绞痛等。总之，缺镁可以影响人体近乎所有的器官。

如果缺镁的症状进一步严重，身体将会出现各种不适，如在骨骼肌方面，会引起骨骼肌的

总结如下：

缺镁可能出现的早期警示症状
身心疲劳
下眼皮持续跳动
上背肩颈紧绷
头疼
经前水肿、乳房胀痛

缺镁可能的表现方式
缺乏精力
疲劳
无力
困惑
紧张
焦虑
易怒
癫痫发作（与暴怒）
消化不良
经前症候群与激素不平衡
肌肉紧绷、痉挛、抽筋
器官钙化
骨骼弱化
心律异常

严重缺镁症状
极度口渴
极度饥饿
频尿
疼痛或瘀青恢复很慢
皮肤干痒
无法解释的体重减轻
每天状况不同的视力模糊
异常疲劳或劳累
手脚刺麻感
经常或重复出现皮肤、牙龈、膀胱、阴道酵母菌感染

疼痛、包括头疼、颈部疼、泌尿管痉挛等；在中枢神经方面，会出现失眠、焦虑、恐惧、经前易怒、麻木等；在心血管方面，会出现心悸、心律不齐、心绞痛、高血压、二尖瓣脱垂等；在对脑部的影响方面，会出现震颤性谵妄等；在骨骼方面，镁不足时，身体的钙通过尿液大量流失，引起骨质疏松、骨折、龋齿等。在与其他矿物质元素的关系中，严重缺镁时，造成低钙血症或低钾血症，夜间镁骤降时，造成快速动眼期睡眠品质下降，没有恢复性的睡眠。缺镁时对循环系统的影响，我们常说心脏病是健康的头号杀手，高血压是沉默杀手，缺镁时，容易引发阿尔茨海默病、糖尿病等慢性病。

镁的吸收和生物活性

身体摄入的镁的吸收率为20%~60%。调查显示发达国家包括美国大约有75%的人每日镁的摄入量低于推荐的每日摄入量。身体有镁的平衡系统，当身体摄入大量的富含镁的食物或者摄入大量的含镁的添加剂，使用富含镁的浴盐或镁油后，使得身体的镁含量大幅度增加。

消化系统是如何吸收食物中的镁呢？含镁的食物第一步是通过口腔的咀嚼，通过胃酸的消化，40%的镁在小肠吸收，镁通过小肠绒毛进入肠壁周围的微血管，未被小肠吸收的镁被运输到大肠，5%的镁在大肠被吸收，还有55%的镁随粪便排出体外。

因此根据镁的吸收过程来看，镁的吸收率与镁的状态有关，一般食物中的镁的吸收率低于20%，饮用水中镁的吸收率可高达59.1%，食品添加剂氧化镁的吸收率低于4%。

美国推荐的镁的每日摄入量为31岁以上的成年男性每日应摄入420毫克，女性为320毫克，怀孕女性为360毫克。大约有75%的美国人镁的摄入量低于推荐量，19%的美国成年人镁的摄入量不足50%，50%的镁缺乏症患者可能由于血清镁测试中的统计错误而无法识别，7%~11%的住院病人和65%的重症监护患者缺乏镁，只有20%~50%的镁的摄入量实际上是被身体吸收的，超过36种处方药会干扰镁的吸收和体内滞留，包括一些抗生素、利尿剂、过敏和哮喘药物以及化疗的药物。镁的补充剂的吸收率受到化学组成的影响而不同。食物中的果仁类、绿叶菜、谷物和海产品中镁含量较高，若使用纯净水来烹调食物，食材中的镁会流失，而用较硬水来烹调，则镁的流失较少。

通常最常见的补充镁的给药方式有口服、肌肉注射、皮下静脉注射以及经皮给药四种方式。其中补充镁口服与经皮给药这两种方式可以达到最佳的效果。

镁对健康的作用有哪些？

人体内有700多种酶，而需要镁参与的酶有300多种。因此有许多慢性病与身体缺镁有直接或者间接的关系。镁有助于维持正常的肌肉和神经功能，保持心律稳定，支持健康的免疫系统，保持骨骼强壮。镁还有助于调节血糖水平，维持正常血压，并被认为参与能量代谢和蛋白质合成。从人体健康的角度来看，将镁比作生命的明灯一点也不过分。

● **骨质疏松症**

有研究表明，镁与骨密度有正相关关系。长期充足的镁的摄入有助于增加骨密度。镁缺乏会引起骨骼强度和骨骼量降低、骨骼发育不良以及骨骼过量的钙析出到血液中而不会伴随骨骼形成。

● **抑郁症**

研究显示长期患有抑郁症的人身体缺乏镁。早在1996年神经学家Richard Cox 和Norman Shealy检测了475个患有抑郁症的患者，测试结果显示每个人在镁的耐量测试中都缺乏镁。2009年在澳大利亚和新西兰一个涉及5700人的实验发现，镁的摄入量与抑郁症具有显著关系。那些每日饮食习惯中镁摄入较低的人更容易测试出抑郁症状，扣除年龄、性别、血压和社会经济状况等因素后，其实验结果仍然具有显著性。

- **糖尿病**

糖尿病对身体的危害是多方面的，但主要是对心、脑、肾、血管、神经、皮肤等的危害。目前糖尿病还无法治愈，它的主要危害在于它的并发症，尤其是慢性并发症，造成其死亡率高达50%。大量的试验结果显示，糖尿病会直接增加癌症的风险。2005年韩国进行超过百万人的研究发现，糖尿病会增加数种癌症发生以及致死的风险，例如罹患肝癌的风险为一般人的4倍。糖尿病患者比大多数人需要更多的镁，同时机体镁的流失量更多，因为胰岛素的生成、输送和发挥生理功效都要有镁的参与，缺镁后发生胰岛素的阻抗和血小板反应增加，另外每日摄入量不足，需要量增加，细胞脱水，肾脏出现利尿的现象使得镁的流失量增加，造成了糖尿病症状的进一步加剧。因此长期补充镁就能够预防糖尿病的慢性并发症，缓解糖尿病的发生和发展。

- **高血压**

摄入足够的镁已经被证明可以降低患高血压的风险。一项历时4年的研究证明在没有出现高血压的人群中，膳食纤维、镁和钾的摄入量充足，收缩压和舒张压就会降低，相反镁和相关营养成分摄入量不足，有关的收缩压和舒张压就会增高。

- **心脏健康**

美国夏威夷心脏病研究中心调查了7000个男性30年来的饮食习惯，把这些人分成2组，一组人每日镁的摄入量低于186毫克，而另一组人每日镁的摄入量为340毫克。结果显示，高镁摄入量可以减少冠心病的风险。美国的一份社区调查追踪了14000名没有心脏病的人发现，高血镁伴随着低心脏病风险。

> **缺镁对心脏的影响：**
> 动脉粥样硬化的风险因子
> 动脉痉挛的诱因（高血压与心绞痛）
> 心律不齐的诱因
> 二尖瓣闭合不全的可能因素
> 血液黏稠的原因（增加血块凝结的风险）
> 胆固醇与甘油三酯升高的诱因
> 可能与同型半胱氨酸增加有关

有实验表明，缺镁会造成新陈代谢的改变，造成心脏病发作和中风。镁可以通过血脑屏障，有效地保护大脑的神经细胞。因此镁对于早期脑部与脊髓缺血、兴奋型伤害等具有保护神经细胞的作用。每日摄入充足的镁，可以使血管放松，降低血压，使得中风的风险降低。

● **偏头痛**

在国外镁正在成为偏头痛、哮喘和糖尿病患者的主流药物。在急性和预防性头痛的治疗中常使用镁作为一种潜在的简单、廉价、安全且耐受良好的选择。研究表明，口服镁的预防性治疗和静脉注射镁治疗急性头痛可能是有效的，特别是在某些特定的患者中。在一个双盲试验中证实镁的使用可预防偏头痛和减轻疼痛。第一项研究是针对一组女性经期偏头痛进行的，发现每天服用360毫克的镁后，头痛的严重程度明显降低；第二项研究发现，每天早晨服用600毫克镁的人的偏头痛发作频率降低了41%，而安慰剂组的偏头痛的发作频率降低了16%。

● **镁在人体其他方面的健康作用**

镁在人体健康方面的作用非常多，例如对于阿尔茨海默病、多发性硬皮病、睡眠障碍、抗衰老、更年期综合征、妊娠期糖尿病等具有良好的缓解作用，对于一些皮肤病，例如神经性皮炎、牛皮癣等均有一定的作用。

钙——人体含量中最丰富的矿物质元素

水中所含钙和镁的总量（$Ca^{2+}+Mg^{2+}$）称为水的总硬度。由于水中阴离子的不同，分为碳酸盐硬度和非碳酸盐硬度。碳酸盐硬度又称暂时硬度，是水总硬度的一部分，即水中与重碳酸根（碳酸氢根）和少量碳酸根结合的钙、镁离子所形成的硬度。当水煮沸时，钙、镁的重碳酸盐分解生成相应的碳酸盐沉淀而从水中去除，该部分硬度比较容易除去，故称之为暂时硬度。如果水中钙和镁主要以硫酸盐、硝酸盐和氯化物等形式存在，则称为非碳酸盐硬度又称永久硬度，它们不能用煮沸的方法除去。常见的单位用重量浓度（毫克/升）来表示，我国常以碳酸钙的重量浓度来表示。

典型食谱中规定每日的营养摄入中钙和镁的含量要占80%以上。人体每日从食物中摄取大约30%的钙和35%的镁，水中摄取的钙和镁占总量的5%~20%。充足的钙摄入对于维持骨骼健康和预防骨质疏松至关重要。水中的钙、镁等矿物质元素主要以离子形式存在，容易被机体吸收，与食物相比，水中钙、镁等矿物质的生物利用率要等同或更高。

从1957年以来全世界有超过80个流行病理学研究公开报道，水的硬度可以降低心脏血管疾病死亡的风险。大部分报道中发现心血管疾病死亡率和增加的水硬度之间存在负相关关系。

另外，一些流行性病学的调查显示，尽管水源地或水中矿物盐的含量不同，长期饮用优质矿泉水对健康都是非常有益的。特别是每天饮用适宜硬度的水可以满足人体每日钙和镁的需要。在世界范围内，人们钙、镁的摄入量普遍不足。水中的钙和镁是最好的补充剂，同时硬水可以降低在烹饪食物中其他营养物质的流失。

有些人认为矿泉水中由于含有大量的钙和镁，可能会引起结石等疾病，但到目前为止还没有强有力的证据表明高钙或高镁的水对人体具有危害或引发一些疾病，如中风、肾结石、阿尔茨海默病、低体重初生儿、儿童骨折、孕期高血压、癌症等方面的疾病风险。

有专家认为，为了健康并有效地降低心血管病的死亡率，建议人们每天从饮用水中摄入钙的量最低为20~30毫克/升，摄入镁的量最低为10毫克/升。推荐的日摄入量中饮用水提供的钙与镁的比例在不同的国家或国家内部的数值可能是不相同的。

中国人的膳食结构不能补充人体足够的钙和镁，台湾的学者认为水中含有33毫克/升以上的钙，可以满足人体每日钙的需要量，并可以缓解一些现代文明病的发病率。从实验研究发现，水中钙的生物学利用率较高，可以作为每日钙的补充来源。

世界卫生组织2009年的出版物《饮水中的钙和镁对公众健康的意义》中指出，饮水中的钙的吸收率与奶中的钙的吸收率相似。文中列举了5种水中钙的吸收率与奶中钙的吸收率的试验，见下表。

依照标签的标示值高钙水的钙的吸收率

研究	钙含量（mg）	吸收率
1	100	奶43.3％和圣吉美尼天然矿泉水（意大利）47.5％，$P<0.05$
2	250	高硫酸盐水23.8％和奶25％，NS[注]
3	180	矿泉水37％和奶制品38％~42％，NS
4	200	34.1％~37.0％$CaCl_2$（高硫酸盐vs高碳酸盐）具有相似的吸收率
5	127	水23％和奶23％

注：NS为差异不显著。

水钙对于儿童骨骼发育以及中老年人骨钙的维持具有重要作用。欧洲学者分别对骨质疏松患者、绝经期妇女以及男女青年志愿者进行了4天～6个月不等的饮水干预观察。在其中一项典型研究中，他们将152名钙摄入量不足（每天摄入量低于700毫克）的绝经期妇女随机分为两组，分别饮用含钙596毫克/升和含钙10毫克/升的矿泉水6个月，每天1升。发现高钙水组人群其血清骨转换显著下降，显示老年性骨质丢失得到显著抑制。他们总结了多次干预研究的数据，提出"水中含有丰富的碳酸氢盐和钙，且含有较少的硫酸根时，最有利于骨骼健康"。

美国对于钙的每日摄入推荐量30~50岁的女性为1000毫克/天。虽然美国近年来钙的摄入量逐渐增加，在1977—1978年仅达到743毫克/天，而到了1995年则增加到了813毫克/天，即便如此人均每日摄入的钙量往往低于每日营养物质推荐量，因此水也是一个很好的钙的补充剂，特别是在2006年世界卫生组织举办的年会上，一些营养学家推荐人们要多饮用高钙水。

镁和钙互为代谢拮抗物，饮用水中钙镁比例过高以及饮食或水中缺镁都会加大急性心肌梗死的风险。钙镁比例每增加一个单位，患急性心肌梗死的风险会增加3.1%，而镁浓度每增加1毫克/升患急性心肌梗死的风险降低4.9%。说明单纯地大量补充钙，会造成"钙中毒"的现象。过多的钙在体内，又没有足够的镁来帮助钙的溶解，就造成肌肉痉挛、肌纤维疼痛、动脉硬化，甚至龋齿、肾结石等。现代饮食中摄入的蛋白质越多，则身体需要的镁就越多，若此时又摄入过量的钙，则对镁的需求更多。

中国第三军医大学的舒为群团队开展了饮水矿物质与骨骼健康关系的多次试验研究：连续3代饮用4种矿物质含量不同的水后，饮用硬水（钙52.2毫克/升）的雌鼠的骨骼应变能力、骨骼钙镁含量、血清125-二羟基维生素D水平都显著高于饮用3种软水（钙分别为10.6毫克/升、0.04毫克/

升、0.02毫克/升）的雌鼠。

不同矿物质元素间的相互作用和平衡

矿物质对人体很重要，其比例尤其重要。各种矿物质元素间存在着协同和拮抗的作用。古罗马时期由于使用的水管含有铅，古罗马人就从城外的山上引入含钙较高的水，作为饮用水。后来发现含钙高的水可以减轻对铜管和铅管的腐蚀。钙和镁是人体的增效剂，二者在一定浓度上可以协同促进人体的健康发展。但钙镁比例不恰当或者水中含量过高，反而不利于健康。有些微量元素铁、铜、锌和钼元素为拮抗剂，铁和铜为协同关系，铁的吸收需要铜的配合。矿泉水中锶过高而钙过低，会引起儿童的佝偻病，锶和钙比例恰当时，对于高尿酸血症或高脂血症具有良好的缓解作用。

饮用水中矿物质的吸收和利用受到多种因素的影响。例如有机硒的吸收率高于无机硒，水中硒的吸收率较食物中低。有些矿物质，如钙和镁其水中的吸收率就高，钙的吸收率与牛奶类似，有些中国人有乳糖不耐症，不能喝牛奶，通过饮用高钙水，同样可以补充身体钙的需要，而水中镁的吸收率高于食品。

一些元素既有协同也有拮抗作用，如Fe-I和Cu-Fe在代谢中相互依赖。共享转运体的矿物质可以相互抑制：Ca-Zn、Ca-Pb、Cd-Zn和Zn-Cu。锌、铁和钼的升高会降低铜的生物利用率。硅控制着钙和镁的代谢，并对铝有拮抗作用。水中的钙可能会抑制铅和镉的吸收和扩散。钙和镁可以用来降低水中铁过量的副作用。饮用水中钙镁的比例也很重要，钙过高会引起急性心肌梗死的风险增加。水中镁过低时，由三氯甲烷造成的直肠癌的风险增加。

总而言之，我们不能片面地强调某种矿物质的含量和种类，还要考虑各种矿物质之间的比例，才能选择对自己健康有益的饮用水。

重碳酸盐——水中含量最多的阴离子

在天然水体中普遍存在着各种形态的碳酸化合物，它们是决定水体pH的重要因素，并且对外加酸和碱有一定的缓冲能力，对水质有多方面的作用。

就一种水来讲，碳酸总量是固定的，当达到平衡时，三种类型的碳酸量在总量中均占有一定的比例，其比例取决于水的pH。在低pH范围内，水中只有二氧化碳和重碳酸盐的形式存在，在高pH范围内则只有碳酸盐的形式存在，而重碳酸盐则在中等pH范围内占绝对优势。

人体具有强大的酸碱调节的功能，细胞外液的pH通过复杂的调节过程维持在一个狭窄的范围内，动脉血的pH稳定在7.39~7.41。机体体液的酸碱平衡的调节是神奇而敏锐的，有多种缓冲体系共同起作用。细胞外液中主要的缓冲剂是碳酸、磷酸和蛋白质。细胞内酸碱平衡的调节更为复杂，细胞膜上有各种离子的转运蛋白和离子通道，同时细胞具有巨大的缓冲酸的能力，能改变有机酸的产生、减少所引起的酸化，无论细胞内还是细胞外，碳酸氢盐（HCO_3^-）缓冲系统都是最重要的缓冲体系。

由于现代人大量摄入酸性食物以及老龄化的问题，使得原本健康的成年人经受了慢性的、进行性的、有害健康的高氯性酸中毒。现代的饮食中酸性物质产生得过多，摄入的重碳酸根（HCO_3^-）和H^+的比例严重失衡。随着年龄的增加，身体各细胞调节酸碱的能力降低，特别是肾脏和肺脏等功能的降低，酸性物质在体内排出的数量减少，而重碳酸根的摄入量明显不足，日积月累人体就出现了酸性体质。人体维持细胞内pH的稳定是维持细胞代谢进程和保持活力的关键。据一项调查发现，在大城市里，80%以上的人细胞外液pH经常处于正常值较低的一端。人体的细胞外液偏酸，细胞的作用就会变弱，机体新陈代谢就会减慢，这时候对一些脏器功能来说就会造成一定的影响，时间长了，疾病就会随之而来了，如果只有6.8到6.7时人就会死亡。

美国国家科学院（1981年）的专家组曾经研究了美国长寿地区和其他地区，发现长寿地区水的碳酸氢根含量均较高，平均在245毫克/升，镁含量平均值为20毫克/升，而短寿地区水中镁含量平均5毫克/升，重碳酸根平均45毫克/升。

公众健康饮用水研究所与北京大学医学部联合进行了不同梯度的重碳酸含量的水与高尿酸血症的实验，从实验结果中未发现水的重碳酸含量可以缓解高尿酸血症，从结果中可以看出，重碳酸钠过高对肾脏有一定的影响。

水中微量元素与人体健康

水中含有多种微量元素，例如氟、钒、硅、锂等，当这些微量元素含量较高时，饮用水均会带有特有的臭和味。如果含量过高，人们通常难以接受，因此饮用水中所含的各种微量元素含量与食物比较含量较低，还有一些水中的过度元素难以被机体利用和吸收。下面重点介绍几种经过大量生物医学试验证明的对人体生命与健康相关的微量元素。

氟

氟以无机化合物或络合物的形式存于岩石、土壤和空气之中，通过饮水和食物链被摄入人体。有报道称，饮水中的氟的摄入量占总摄入量的50%～70%。氟参与人体的正常代谢，适量的氟可以维持机体的钙、磷的正常代谢，促进骨骼和牙齿的生长发育。但是，过量的氟与血液中的钙结合，会造成过量氟化钙沉积，使骨质硬化，密度增加，骨皮质层增厚，髓腔变小，严重时可患氟骨症。世界卫生组织已经开展了经过饮用水摄入氟化物可能产生的有害效应的许多长期流行病学调查研究。这些调查研究清楚地表明，氟化物主要对骨组织——骨骼和牙齿产生影响，因此氟对机体具有双重作用。

根据我国饮水卫生标准研制组对不同饮水中氟含量与氟病、龋齿患病率的调查，一般情况下，饮水中氟含量为0.5～0.7毫克/升是安全的。

国际矿泉水标准中规定，如果产品中氟含量超过1毫克/升，应在产品上明示出"含氟"的字样。另外，当产品的氟含量超过1.5毫克/升时，标签上还要注明："7岁以下的儿童和婴儿不适宜饮用"。

美国食品药品监督管理局（FDA）对美国瓶装水在包装上规定了最高限量：

添加氟化物的含量为0.8～1.7毫克/升；

水中自然含有的为1.4～2.4毫克/升。

美国多年来的实践表明，美国公共给水系统添加的氟化物的比例由1999年的62%，提高到2000年的65%，18岁以下的青年的龋齿率由原来的80%下降到了18%～40%，被美国疾病预防与控制中心列入20世纪公共卫生的重大成就。

当然饮水中的氟含量与居民的营养状况有很大的关系，特别是与水中的一些矿物质的含量有直接的关系，一些地区水的硬度低，氟的毒副作用就大，因此高钙水可以缓解水中氟的毒性。

钒

钒属于人体必需微量元素。在自然界分布很广，淡水和海水都含有钒。钒进入人体的途径主要有两条，一是从饮食中摄入，一是从呼吸道和皮肤进入。水溶性的钒离子容易被吸收，吸收率可达10%。血液中的钒大约95%存在于血浆中，20世纪80年代发现钒在体外的类胰岛素作用。1995年以来大量的临床试验发现钒对Ⅰ、Ⅱ型糖尿病均有作用。日本学者Kanase Sasaki等人用高钒水进行试验，发现摄入饱和脂肪酸饮食的健康妇女，饮用含60微克/升钒的矿泉水后，虽然对血糖没有明显的影响，但是有效地提高了胰岛素受体的敏感性。日本微量元素研究所所长橘田力先生对山梨县两大水系（相模川和富士川）地区的慢性病流行病学进行了调查，结果表明相模川中的玄武岩水系中的钒含量为130~140微克/升，糖尿病的死亡率低于富士川水系。

从大量的试验中可以看出，钒可以刺激造血功能，改善营养性贫血的症状、促进心血管的收缩，降低心血管病的死亡率，但是过多的钒可能会引起基因的突变、干扰细胞的微管和微管蛋白的有丝分裂、引起DNA的损伤。

硅

硅是地球上最多的元素之一。在自然界中多以二氧化硅的形式存在，矿泉水中多以偏硅酸的形式存在。水中偏硅酸的含量取决于水的矿化度和pH，水的矿化度和pH越高，偏硅酸的含量就越低。

人体对于硅的吸收率仅为1%。人们推测硅可以维持骨骼、软骨和结缔组织正常生长，同时还参与其他一些重要的生命代谢过程。硅对机体的钙化作用具有一定的影响。硅可能会促进骨组织的生长，主要是通过促进胶原的合成而影响骨骼的形成。硅对于结缔组织形成过程具有一定的生理意义，硅对皮肤黏膜有清洁、洗涤、消退等作用。硅是一个与长寿有关的微量元素，硅能保护动脉结构的完整性，对主动脉有软化作用，可降低冠心病的发病率。根据法国Rondeau博士及他的同事们15年对饮用水中的铝和硅对一些老年人疾病影响的跟踪调查发现，饮用水中铝的浓度的增加会加速老年性痴呆病病情的发展，而饮用水中硅的浓度的增加则会减缓老年性痴呆病病情的发展。

虽然硅是人体必需的微量元素，但没有适当的人体试验的资料，难以给出一个适宜的每日需要量。欧洲食品安全局（EFSA）认为人对硅的需要量是非常小的，约为2~5毫克/天。由于饮食中硅的吸收率差，因此硅的每日推荐量为2~5毫克。而美国食品药品监督管理局计算每日总的摄入量为：男性40毫克、女性19毫克。最终，人体平衡试验表明，经口摄入硅含量应为每人21~46毫克/天。

过量的硅不能有效地排出体外，则可能沉积在肾脏、膀胱、尿道中形成结石，过量时可能对动物骨骼的发育不利，但未见高硅对人体骨骼发育的影响报道。

锶

锶为人体必需的微量元素，具有一定的医疗、保健和预防疾病的功效，但是它的营养作用至今没有得到多数国际学术组织的认可。国际矿泉水标准中也没有该项指标。一些实验研究表明，锶、钙、镁、锂等可以降低心血管疾病的发病率。其作用机制可能与上述元素在肠道内与钠竞争吸收部位，从而减少钠的吸收及增加钠的排泄有关。有研究表明钙和锶存在着平衡的关系。锶与人体健康可能存在以下关系：

● 维护骨骼健康

它可能与骨骼的形成密切相关，参与骨钙化，具有促进成骨细胞形成和抑制骨细胞吸收的功能。能促进骨骼发育和类骨质的形成，并有调节钙代谢的作用，减少骨质疏松患者骨折的发生率。

● 预防高血压及心脏病

饮水中和尿液中锶水平与高血压性心脏病呈显著负相关关系。可能是锶与钠竞争吸收部位，从而可以减少钠的摄入，降低了体内钠的含量，锶还与心血管的功能和构造有关。

● 刺激神经和肌肉的兴奋

锶与神经和肌肉的兴奋有关，可用来治疗一些由于副甲状腺功能不全导致的抽搐症状。锶过多也会引起一些不良的影响，例如在西伯利亚乌罗瓦河谷地带有一种地方病，称为乌罗瓦病，就是由于该地区高锶低钙，出现关节疼痛，骨骼变形，肌肉萎缩。还有一些地区会引起锶型佝偻病。缺锶会引起龋齿。从许多的流行病学调查结果中显示，牙釉质中的锶含量与龋齿呈负相关关系。

一般成年人每天从饮食中可以获取1.9毫克锶，吸收率一般达到17%~38%。锶的吸收和代谢为平衡状态，只有大量摄入时，才会引起锶的蓄积。每天摄入的1.9毫克的锶，从尿中可以排出0.34毫克，粪便排出1.3毫克，汗液排出0.24毫克，毛发中排出0.02毫克。根据成年人锶的排出量来推测每人摄入的锶量应控制在2毫克/天。

锂

锂在生命科学中虽未定为人类的必需微量元素，但作为有益元素，已为世人公认。远在古罗马时代，欧洲各国已知用某种水（如矿泉水）治疗精神病，而且一直沿用至今，现已查明，这种水中锂的含量较高。研究表明，锂的吸收率较低，摄入的锂大多数通过粪便排出体外。尽管如此，锂具有一定的病理作用，同时近年来越来越多的发现表明锂可以预防一些精神疾患。

日本的一项研究表明，饮用富含锂元素的水可能会降低自杀的风险。日本大分县有 100 多万的人口，研究者对该县的饮用水中锂水平和该地的自杀率进行了研究，结果表明，锂含量水平最高的组其自杀率明显低于其他地区，这项结果已刊登在英国精神病学杂志上。高剂量的锂已用于治疗严重的抑郁症，但是从大分和广岛大学队的研究发现，即使是比较低的锂水平也似乎对自杀率的降低产生了积极影响。

根据近年来的研究表明，锂具有以下几个方面的作用：

● 可以在体内置换钠、钾，影响它们的分布和平衡，从而防治高血压等心血管疾病。

● 对中枢神经系统有调节作用，预防自杀。

● 改善造血功能，使中性白细胞增多以及吞噬作用增强。

● 高锂的矿泉水对肾结石、消化道系统的疾病和一些妇科疾病均有辅助疗效。

● 临床实验和动物实验证明锂具有抗糖尿病的作用。在Ⅱ型糖尿病人的糖尿病饮食状态下，锂处于一种负平衡状态，因此患者需要补充锂，其中饮水中的锂是无能量的最佳来源。

关于锂过量的危害：人体每天从食物中摄取 2 克锂，正常血浆中锂含量为 17 微克／升，若保证血液锂浓度在 0.7 毫克／100 毫升，则不会干扰钠、钾的代谢，若血浆浓度高于 1.05 毫克／毫升，可引起恶心、呕吐、腹泻、明显的震颤、抽搐、肌肉松弛、癫痫、昏迷状态，此时的病人对话时会摇头和转动眼睛来表示意愿，所以锂的应用必须注意适宜用量。

硒

硒是人体必需的微量元素，在人体内无法合成，所以要满足人体对硒的需求，就需要每天补充硒。按世界卫生组织要求：人体膳食中每日最低需求量为40微克硒，而营养补充在50~250微克硒为宜。在世界卫生组织《饮用水准则》中规定，水中的硒的限量值为0.01毫克/升。从全世界范围内来看，地下水或地表水中硒的含量范围<0.1~400微克/升，在某些地区，地下水硒的含量可达6000微克/升。

硒不仅是良好的抗氧化剂和特定氨基酸的组成成分，还是维持甲状腺、睾丸、前列腺、大脑的正常运作及肌肉发育和功能的必需元素。如果体内硒过低，可能罹患类风湿性关节炎、癌症等疾病。2014年6月12日，中国营养学会在上海正式发布了2013版《中国居民膳食营养素参考摄入量（DRIs）》，根据中国居民饮食结构的改变及国内外营养学界最新科研成果，做了膳食营养结构的调整；其中把硒的日营养摄入量从50微克上调到60微克。硒与其他矿物质元素一样具有两重性，即适量有益，超量有害。补硒虽然很有必要，但是不能盲目进补，如果盲目补硒可能会造成副作用。长期摄入过量的硒会导致中毒，最常见的症状是皮肤和头皮损伤，指甲和头发异常甚至脱落，男性精子活力降低。每日摄入量以克计时，呼吸有蒜臭味、指甲头发的结构改变甚至脱落，还会导致神经问题、急性呼吸窘迫症、心肌坏死、肝硬化、肾衰竭，甚至死亡。

世界卫生组织和欧盟规定水中硒的含量分别为40微克/升和10微克/升。美国和中国规定为10微克/升，有专家认为水中硒含量在5~50微克/升都是可以的。

第四节　几天不喝水会怎么样

常言说："人能三日无粮，不可一日缺水。"人在不吃饭、不喝水的状态下能生存多久呢？人几天不喝水会出现什么状况？

不吃不喝的生存极限

古今中外，经常有人声称能长期不吃不喝而活了下来，不过这些人当中大多都已被证明是骗子、疯子或有心理障碍（神经性厌食症），有的人还因此付出了生命的代价。

例如，19世纪英国有个名叫莎拉·雅可布的女孩，声称自己不吃不喝16个月却健康如常，而轰动一时。于是，一些抱有怀疑态度的医生对她做了严密的一天24小时的监视。10天后，雅可布饿死。

又如，1948年四川省石柱县一个农家女杨妹，据说"9年不吃饭，照样活着"。当时的重庆市卫生局曾经对她做了3周的观察，确认实有此事，还由国民党官方通讯社中央社发通稿"证实确属不食"，成了一大国际新闻。然而，一些科学家和医生却不相信，要求卫生局再对杨妹进行更严格的检验，并派人秘密监视。结果真相大白，发现杨妹作弊，在绝食过程中"凭其聪明及极为敏活之手法窃取食物"。

那么，一个健康的人不吃东西到底能活多久呢？中国营养学会的专家认为，人类的胃一般在饭后3个小时就排空，人体的热量在活动中经过新陈代谢的逐渐消耗，随后就会有饥饿感。若在一定时间内没有补充能量，则会出现头晕、乏力、干呕、低血糖等不适症状。一个普通人在没有任何食物和水的情况下，仅能维持3天的生命；如果只喝水，能生存大约4周甚至更多。

72小时在医学上已被认为是生命存活的极限，然而也出现过生命极限下存活和被救治的医学奇迹。比如2008年5月的四川汶川大地震中，绵竹市的一个46岁的煤矿工人赖元平，地震后其头部被塌方砸伤，被困在井中整整8天8夜，令人感到不可思议的是，在头部受到重创之后，身体没有补充任何营养的情况下，赖元平竟然存活了196个小时，可谓创造了生命的奇迹。

只喝水、不吃饭的生存极限挑战

那么，仅靠喝水生存的极限，又是多长时间呢？

这个极限纪录，正在不断被挑战。

2003年，美国魔术师大卫·布莱恩创造了只喝水、不吃饭44天的纪录；2004年5月，四川老中医陈建民创造了只喝水、不吃饭49天的纪录。

2004年6月，北京小伙吴兴刚打算挑战陈建民49天绝食纪录，欲进行绝食53天。在第38天前，他的身体状况不错，一直保持着每天只饮用2～3瓶矿泉水；然而到第38天，他就出现饮水就呕吐的症状，浑身没劲儿。第39天，医护人员对严重呕吐的吴兴刚进行检查，发现其心率为80次/分，血压正常，但精神倦怠，身体明显消瘦，皮肤无弹性，眼窝下陷，嘴唇干燥，上腹正中压痛。医生的鉴定意见为：失营养综合征，中度脱水，需要去医院治疗。吴兴刚即提出放弃绝食表演，宣告挑战失败。

2008年2月，天津民间雕刻家李振家创造了57天只喝水、不吃饭的新世界纪录。其原定的绝食目标挑战为60天，但到了第57天，负责体检的医生叫停了挑战。因为他们发现，如果李振家继续挑战下去可能会出现生命危险，李振家的体重已经由挑战之初的108.5千克减轻到82.5千克，减少了26千克，体内的酮体也已经增加到3个"+"号，白细胞和泌尿系统都已经不太正常。

2009年5月，33岁的俄罗斯男子亚历山大·安提佛夫仅靠水维持，在生活工作一切照常的情况下，成功禁食100天，创造了人类挑战生存极限的新纪录。其间，他只喝水和阅读《圣经》《古兰经》等读物，并跟平常一样到公司上班，坚持慢跑运动，而且还保持与女友的性生活。100天挑战结束时，亚历山大的体重减少了26千克。亚历山大认为，禁食期间精神层面的力量不可低估。20天时他读完了《新约》，40天时读完《圣经》，80天时读完《古兰经》，最后20天又把所有的重读了一遍。

不过营养学家对这些挑战绝食极限者的建议是，赶紧恢复饮食，否则出现的一些生理反应将成为不可逆的。因为超时禁食后，人体内脏器会由于蛋白质消耗殆尽而逐渐停止工作。

身体失掉15%~20%的水，生命就有危险

从前面所举的极限挑战例子中，我们可以知道，一般人如果不吃食物、仅靠喝水，大约可存活4周，经过锻炼的人甚至能活2～3个月；但如果滴水不进，在常温下只能忍受3天左右，最多不超过1周，就会死于脱水。而如果是在炎热的夏季或在沙漠里，恐怕一天不喝水也会很难挨。

据生理学家研究，人体只要失掉15%~20%的水，生命就有危险。在我们经由口所摄取的饮食上，没有哪种食物具有比水更重要的作用。人在孤立无助的困境中，只要有水，生命就会维持较长时间；生病时若无法进

食，需要补充的首先是水。

人体所需的水分，首先从饮水中获得，其次才是从食物中获得。当摄入充足的水后，血液、淋巴液的循环才会显现良好状态，也才能既可保证供给身体所需的营养物质，又能够溶解废物、消除毒素，进而增进内脏功能，皮肤变得滋润、光滑。这对年轻人和小孩的健康是必需的，对老年人尤为重要。

口渴时才喝水的观念是错误的

现在很多人只知道渴了就喝水，喝水只是为了解渴。其实，喝水不但能解渴，维持生命需要，更是为了维护健康的需要。口渴是人体缺水的一种信号，一种病症信号。当感到口渴时再补水已经晚了。因为人感到口渴时，体内的水分已散失2%~5%，此时可能出现心烦和少尿等身体不适。当体内水分散失5%~7%，会出现皮肤起皱、幻觉、狂躁，甚至发生轻度昏迷。

如果非要到口渴时才去喝水的话，犹如土地龟裂时才去给庄稼浇水，为时已晚。口渴才饮水容易导致脱水，影响人体健康，这是一种被动的饮水习惯，可以说是一种不良习惯。还有一些人渴了也不喝水，而是忍着，这样会造成人体长期处于脱水状态。应该养成良好的饮水习惯，经常饮水，少量多饮，让人体水分常处在良性状态。

慢性疼痛大多源于缺水

很多人对喝水重视不够，总要等到渴了才想起喝水，别人提醒他们喝水，他们还挺有道理："渴了才喝水，不渴喝什么？"他们以为，只要口渴后及时补水，就不会让体内缺少水分。这种想法往往是错误的。当一个人的体液含量下降以致影响正常生理功能的发挥时，才会产生口渴的感觉，实际上这时已处于轻度脱水状态了。很多人经常感到头痛、腰痛、背痛，却又找不出什么原因来，这很可能是由身体缺水引起的。因为人体上部重量的75%都是由储存在椎间盘孔中的水分所支撑的，身体长期慢性缺水，就会导致头痛、背痛、腰痛以及全身性的轻微疼痛和不适。其中，婴儿、老人和紧张忙碌的上班族是受其影响的最主要人群。

我们要认识到，人的身体内有一整套完善的储水系统，这个系统在人体内储备了约占体重70%的水，所以，人才能在短时间内适应暂时的缺水。与此同时，人体内还有一个干旱管理机制，主要功能是在人体缺水时，严格分配体内储备的水。其原则是：让最重要的器官先得到足量的水及由水输送的营养。人体的干旱管理机制十分严格，所有器官功能的发挥都直接受制于水量的大小，身体缺水时，干旱管理机制首先要保证重要器官，于是别的器官的水分就会不足。这时，它们就会发出报警信号，表明某个局部缺水，人立刻就会感到口渴；报警信号越强烈，口渴越厉害，身体对水的需求就越急迫。然而，人们却错误地给它茶、咖啡、酒或饮料。虽然茶、咖啡、酒或饮料中含有大量水，但它们中也含有大量的脱水因子，这些脱水因子不仅让进入身体的水迅速排出，而且还会带走体内储备的水。这就是我们越喝茶、咖啡、酒或饮料越想小便的原因。这样我们并没有真正满足身体对水的急切需求。久而久之，水的新陈代谢功能就会紊乱，新陈代谢功能一旦紊乱，干旱管理机制发出的信号就不仅是口渴，而会表现出比"口渴"多得多的症状，如腰疼痛、颈椎疼痛、消化道溃疡、血压升高、哮喘和过敏及胰岛素非依赖型糖尿病等。

值得注意的是，大部分人一旦口渴的状态得到缓解，就会停止饮水，但其实他只得到了身体所需要水量的一半。

睡前不喝水，易得脑卒中

心脑血管疾病是老年人的一种常见疾病。它的发生不仅和高血压、动脉硬化等疾病有关，也与老年人的血液黏度增高密切相关。老年人的血液黏度越高，越容易发生脑卒中。

我们知道，血液在人体血管内流动，就像是河水，流速越快，沉淀越少；反之，流速越慢，沉淀越多。如果血液黏度增高，势必导致血液流速减慢，血液中的血小板、胆固醇、纤维蛋白等物质便会在血管壁上沉淀下来。久而久之，沉淀物越积越多，若再合并有高血压、动脉硬化等疾病，就会导致脑血管堵塞，引起脑卒中。

研究证实，人的血液黏度在一天之中不停地变化着，并有一定的规律：在早晨4—8点血液黏度最高，随后逐渐降低，在次日凌晨达到最低点，以后再逐渐回升，至早晨再次达到峰值。这种规律性的波动在老年人身上表现得更为突出。此外，脑血栓的发病时间多在早晨至上午期间，说明血液黏度增高和脑卒中的发生有一定关系。

对此，若养成睡前饮水的习惯，则可以降低血液黏度，维持血流通畅，在一定程度上防止脑卒中的发生。尤其是一些平日有尿频现象或冬天不愿起夜的老人，不要因为觉得半夜起来麻烦而放弃睡前喝水，为了您的健康着想，睡前还是适当喝点水比较好。

重视喝水，转变观念很重要

事实上，我们平时对喝什么水会比较关心一些，也了解得比较多，但对于为什么要喝水、为什么要养成喝水习惯却知之甚少，所以才会出现对喝水的重视不够。当然也有其他原因，比如随着生活节奏的加快，许多人忙得不亦乐乎，连口渴喝水都无暇顾及了。曾有公司员工说，他们公司的领导每天都特别忙，经常下班后加班，公司的大事小事都要找他。让员工们感到匪夷所思的是，办公室里的人就没看见过这位领导喝过一口水！他们私下议论：领导天天忙得不可开交，但是再忙也得喝水吧？难道一个人的生命力真的如此顽强，不喝水也能一直存活？骆驼还得定期储存点食物呢！真是牛人啊，光干活，不喝水，实在是厉害！大家想来想去都想不明白：难道是每天下班以后等大家都走了，领导再猛灌水，以储存第二天一天的水分？有的员工甚至真想过去对领导说："领导，我给您打点水，您喝点水行吗？"这位领导的饮水习惯实在不够科学。

水是不该被遗忘的重要营养素

也许由于水如同空气一样来得太容易，因此其营养价值常常被人们所忽视。水是构成人体的重要组成部分，是七大营养素之一，对人体健康起着重要的作用。营养素是指食物中可以给人体提供能量、机体构成成分和组织修复以及生理调节功能的化学成分。人体需要的营养素分为蛋白质、脂肪、碳水化合物、维生素、矿物质、膳食纤维和水七大类。水不但本身具有多种营养生理及健康功效，而且其他六大营养素的营养生理功效必须有水参与才能发挥其作用。

有人曾做过一项实验，一条狗断水、断食12日死亡，另一条狗只断食不断水却活了25日。印度的民族英雄甘地，为争取国家独立绝食31日未死，是因为他绝食不绝水。人类也在众多的实验和观察中证实，在能够保证饮水和睡眠活动正常的情况下，人可以在一段时间内不吃任何食物，这种行为科学的名称叫辟谷（辟是排除的意思，谷是五谷）。在人们辟谷的时候，水要喝，觉要睡，这样才能坚持。科学研究还证明，如果不允许喝水，人的生命只能坚持3天。可见，水对于生命是何等重要。如此重要的营养素却常常被人们所遗忘。

根据世界卫生组织近几年的大量流行病学的调查显示，健康饮水与慢性病的防治息息相关，随着消费者对健康的渴望和追求，各种各样的水充斥着市场。因此当前社会上有一些人利用消费者对健康的追求和向往的心理和对健康饮水知识的渴求，打着科学的大旗，行伪科学之实，谋取私利，危害广大消费者的健康。什么是好水？好水的评判标准以及好水与人体健康的关系等诸多问题，存在着大量的误区。2010年北京公众健康饮用水研究所和新浪网共同进行的水与生命质量认知调查中发现，有三成的人不清楚水对生命体的作用。在调查报告中显示有50%以上的人认为不需要进一步了解水对人体的功能，说明了大部分人对饮用水方面的知识相对陌生，没有认识到水对人体的重要性，特别是好水对人体的重要性。

调查人们对什么是好水的认知时，选择适合人体pH的水为好水所占

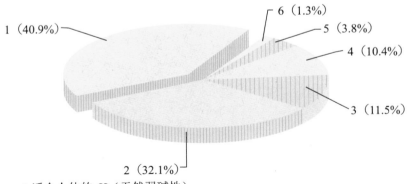

1 适合人体的pH（天然弱碱性）
2 水源地天然，无污染
3 不含有害健康的物质
4 天然微量元素均衡
5 小分子团水
6 人工添加各种矿物质

好水必备的条件

的比例最高为40.9%；选择水源地天然、无污染的水为好水的为32.1%；选择不含有害健康的物质的水为好水的为11.5%；选择天然微量元素含量均衡、小分子团水为好水的分别为10.4%和3.8%。

从该调查中可以看出，有近半数的人不知道好水应具备的条件，虽然水与地球上所有的生命息息相关，然而我们对与水有关的知识的匮乏却令人震惊，人们不仅不知道什么是好水，就连水的基本功能不知道的也大有人在，所以当今"水盲"比文盲多。

近年来随着经济的高速发展，我国居民的膳食结构也发生了一些改变，营养不平衡、不合理的饮水习惯导致慢性病的发病率快速攀升，并呈现出年轻化的趋势。我国的大多数人逐渐认识到食品营养的重要性，然而却忽视水的重要性，大多数人对水的认识还局限于解渴的功能上，不能不令人叹息。

第二章

好水才是
"百药之王"

第一节　医生要会开"水方"

身体缺水不仅会发出口渴的信号，还会发出各种各样的患病信号。如果不仔细地分析原因，一味地用化学药物让这些信号"闭嘴"就会铸成大错。更不幸的是，这个错误还在持续，身体的病状逐渐发展，缺水症状越来越复杂，服用的药物越来越多，病人身体越来越差，可能会危及生命。

可见，当今的医生不但要懂"药"，更要懂"水"；给病人看病时，不但要懂得"开药方"，而且还要学会"开水方"。

水的健康功效主要体现在以下几点：

1. 镇静功效：在心情烦躁、情绪不稳时，缓慢而少量地饮水，会产生安神镇静的功效。有专家指出，约22%的人会多次出现眩晕或昏厥，个别献血者也会发生眩晕，甚至晕倒。这是因为人在精神过度紧张或直立过久的情况下，可能发生脑部缺血，引起供氧不足，适量多饮水可以显著缓解因脑部缺血而引起的头晕，从而减少眩晕或晕倒。

2. 解热功效："解热"是指水能使人体内的多余热量得到散发从而使体温趋于正常体温值37 ℃左右。不论是由于环境因素还是疾病因素，当体温异常升高时，都应多饮水，通过多出汗来使体内多余的热量经皮肤蒸发散失掉，从而使体温下降。例如，感冒发烧时，在吃药的同时还应多喝开水，这不仅可以促进血液循环，净化并排出血液中的有毒物质，还可增加排汗和排尿，从而降低体温。

3. 急救功效：水对某些疾患还有急救的作用。例如，对于高热、腹泻脱水的病人，应该强迫其大量饮水，及时补充流失的水量，加速体内水分的吸收，以便避免因脱水引发生命危险。另外，通过静脉输入0.9%的生理盐水或葡萄糖盐水，会更快起到有效的治疗作用。这是因为，在正常情况下，消化道里的大部分水分会由大肠黏膜吸收，然后大肠黏膜分泌黏液使消化过的食物残渣变成半固体状的粪便排出体外。而当大肠内的黏膜遭到破坏时，它对水的吸收功能就会大大减弱；或者由于肠内外的渗透压发生改变，导致过多液体流入消化道，发生腹泻。在腹泻发生时，大肠无法吸收水分，水分大量排出，便会引起身体的脱水现象。前面讲到，当失水量达到体重的15%~20%时，人会面临生命危险。

4. 伴药功效：人们患病用药时，不论是中药或西药，也不论是中药汤剂或固、粉状成药，服药必伴服水，这样才能快速充分地发挥药物的治疗作用。即首先要靠水冲饮药物进入胃腔，再靠水分扩散、溶解并渗滤药物于体液或血液之中，然后靠水的流动性将其输送、循环到全身病源、病灶处，最后再由水将代谢废物及多余药物排出体外。好水、健康水可以更好地发挥药效作用。

另外，服药时多喝水，可以使药物很快从口腔经食道入胃，防止药物滞留在食道里。因为如果药物滞留在食道里，会由于药物的刺激，损伤食道黏膜，使食道产生炎症或出血等。同时，服药时多喝水，可增加胃的排空速度，使药物更快到达肠部，提高药物吸收速率（多数药物在小肠被吸收）。饮水对溶解度低而剂量大的药物也能增加溶出量，使吸收量增加，从而提高血药浓度，加快达峰时间，提高药物的生物利用度和疗效。服药时多喝水，还能使尿量增加，加快药物、毒素的排出，减少药物对肾脏的损伤。

5. 调节体温：人体通过体内的水进行吸热或放热，能使体内的温度得到有效调节。比如炎热季节，环境温度往往高于体温，人靠出汗使水分蒸发带走一部分热量来降低体温，使自身免于中暑。而在天冷时，由于水贮备热量的潜力很大，人体则不致因外界温度过低而使体温发生明显波动。

6. 维持身体的正常运行：各种营养物质的消化、吸收和运输，体内一系列化学变化，废物的排泄等都需要水，如果没有水，这一切都无法正常进行。人的各种生理活动都需要水，因为水可溶解各种营养物质，而脂肪和蛋白质等要成为悬浮于水中的胶体状态才能被吸收。水在血管、细胞之间川流不息，把氧气和营养物质运送到组织细胞，再把代谢废物排出体外。

7. 水是体内的润滑剂：水能滋润皮肤，如果皮肤缺水，就会变得干燥，失去弹性。体内一些关节囊液、浆膜液可使器官之间免于摩擦受损，且能转动灵活。眼泪、唾液也都是相应器官的润滑剂。

8. 治疗口臭：水具有运输作用，体内的代谢废物主要是通过水来排出体外。若细胞内的水分减少，可影响机体内的新陈代谢，从而使代谢废物外排困难。假如体内水分供给不足，泌尿系统的排尿活动受到抑制，代谢废物只能从内脏排出，其中大量地通过呼吸系统，将代谢产物从口中呼出，这样就形成了口臭。每天保证充足饮水，可以减少和预防口臭。

9. 减缓心脏压力：水中含有矿物质镁，而镁对心脏病的发生可起抑制作用，若体内长期缺乏镁离子的话，容易引起心脏病及中风。研究报道因为海洋的深层浓缩淡水中含镁高，长期饮用对心血管病有预防和保健作用。

10. 预防熟睡中猝死：当人在熟睡时，由于隐性失水、呼吸等原因，身体内的水分会丢失，造成血液中的水分减少，血液的黏稠度增高，这样就容易在凌晨左右发生心绞痛和心肌梗死，造成熟睡中猝死。若在睡前喝适量水，可缓解机体的脱水状态，维持血液黏稠度的稳定，预防熟睡中猝死。因此，医生们提醒大家，"睡前务必要饮水"，特别是患有心血管疾病的人更要坚持如此。但有些人会觉得睡前饮水引起夜间起床，很麻烦，不愿喝水，这样做不利于健康。

11. 其他功效：例如，在睡前1小时饮1杯水，有催眠功效；饮水能促进新陈代谢，及时排出体内的废物和毒素，使机体组织健康，使人容光焕发，具有健体美容的功效；体内水还可使人体的组织、器官、脊椎免受冲击损伤，具有缓冲保护的功效等。

但并不是所有水都有药效作用。李时珍在《本草纲目》一书中论述了40余种水的疗效作用，现今已经很少被注意。随着污染的加重，我们现在喝的泉水已经是退化的水、病态的水、丧失了功能的水。现在很多地方的泉水已经不能充分发挥药效作用。只有没有污染、没有退化、具有生命活力的水，才具有药效作用。

现在好水源已经越来越少。经过数年的研究和调查，笔者发现我国还有一些好水但均远离大城市，远离人口密集的地方。对这些水我们更应该珍惜、爱护，要合理、科学地开发，让这些好水给人们带来福音，带来健康。

另外我们强调"自然"的同时，也不能排斥"高科技"。可以通过高科技手段把退化的水、病态的水、功能丧失的水恢复到原来应该具有的功能。

第二节 药补不如食补，食补不如水补

长久以来，人们习惯于把"保健产业"和"保健品产业"仅仅理解为那些涉及矿物质、维生素、微生物、人工化学合成物等的产业，而往往遗忘了水。其实在营养学上，水是七大营养物质之首，而且与我们的生命活动联系也最为紧密。

古人说："药补不如食补，食补不如水补。"李时珍也在《本草纲目》中列举了很多不同的水具有不同的保健和疗效作用的例子。在许多地方，也不难发现一些天然矿泉水均具有很神奇的保健和疗效作用，当地居民都把这种水称为"圣水"或"神水"，这是祖辈几代人留下的对水的评价，而这种评价不低于现代生物医学的评价。

大量的医学生物学实验和临床调查发现，好水（或称健康水）不但对健康和生命质量具有促进和提高的作用，而且对人体某些慢性病有不同程度的缓解作用。

事实上，水不仅仅能解渴，还有促进健康、提高生命质量、缓解疾病的作用。然而，有很多人并不重视这一点，可以说现在国内水盲比文盲多。可喜的是，目前，世界500强企业中，有一些专门从事保健产业的企业已开始把具有保健作用的功能水列入保健产品中。

可以说，水是最廉价、最方便、最有效的保健品。不过，并不是所有的水都能起到保健和提高生命质量的作用。只有符合我们前面所说的健康水标准的好水，才具有神奇的保健作用。

其实，要让身体健康并不难，由于水分是组成人体中最重要的元素之一，只要掌握喝水的时间与量，让水能有效地被人体吸收，就能维持身体细胞的正常运作与促进新陈代谢。

从人体的经络运行来看，《黄帝内经》记载，早上5—9点，经气是走到大肠经与胃经，因此在这段时间内空腹喝水，可以使肠胃苏醒、有助于清除宿便。下午3—5点经气则是走到膀胱经，这段时间补充水分，则有助膀胱排出体内废物、促进泌尿系统的代谢。而在睡前适当饮用一小杯水，可以维持血液流畅，防止脑血栓的形成。

第三节　上医治未病，水与上医同功同德

我们都知道，扁鹊是春秋时期的名医；但一般不知道，扁鹊兄弟三人的医术都挺高明。有一次，魏文王问扁鹊："你们家兄弟三人，医术谁最高明？"扁鹊答道："大哥最好，二哥次之，我最差。"魏文王不解："那为什么你的名气最大？"扁鹊解释："我大哥治病，是治于未发之前。一般人不知道他事先能铲除病根，他的名气也就无法传出去。我二哥治病，是治病于初起之时。一般人以为他只能治些小病，所以他的名气只传于乡里。而我治病，是在病情严重之时，所以大家认为我的医术高明，名气因此传遍全国。"扁鹊阐述的"上医治未病"的哲理对现代医学依然具有深刻的启迪意义。

"治未病"一语，出自《黄帝内经》里的"圣人不治已病，治未病"。意思是：圣哲之人不是等到得病之后才去求医，而是重在预防，把疾病消灭在萌芽状态。《黄帝内经》与另一部祖国传统医学经典《千金备

急要方》里还有"上工治未病"之说，其中的"上工"是指高明的医生。因此，我们预防疾病，首先应建立健康新观念，即在掌握健康知识的基础上，主动养生保健，提高抵御疾病的能力，从而保持和增进身体健康。最好的医生不是别人，就是你自己。人一生可以干很多蠢事，但最蠢的一件事，就是忽视健康。

人生最宝贵的财富是健康。人们为了保护健康，为了驱赶病魔，不惜破费地打针、吃药、开刀，掏肠换肺地移植脏器"零部件"，用无奈购买痛苦，再用痛苦去换取健康。人类从原始的靠阳光与雨雪的天然祛病疗法，发展到靠人工化学合成药物治疗，这本是一个伟大的飞跃与进步，然而随着科学技术和生物医学的发展，人们发现化学药物常常产生一些令人无法回避的副作用，药物随着血液的流动而遍布全身，接受治疗的只是其中一小部分，其余大部分却在人体内造成污染，轻则破坏人体内的自然平衡，重则产生新的病变与中毒，甚至导致死亡。

水保健即是在未病之时，就要注意饮水健康，重视规律科学饮水。

第四节　水的神奇疗效

我们知道，明代伟大的医药学家李时珍著有一本中国古医药的不朽巨著——《本草纲目》。这本书主要是记载各种各样的药物，然而，李时珍不但把水也纳入其中，而且还把水列为各篇之首，可见其对水这种"药物"之重视。

李时珍在该书中，曾论述了40余种水的疗效作用，可惜的是，这些现在已经很少被人们注意到。书中他对"露水""节气水""井泉水""甘泉"等的释名、气味和主治等都有记述。比如，"节气水"是"天地之气候相感"，即二十四个节气的自然水，如立春水、清明水等。李时珍认为，"井泉水"因来源不同，还可以分成几类，其中，来自地下泉的水，水质最好。他说："水为万化之源，土为万物之母。"他认为，人的饮食均资于水土，而饮食又是人生的命脉。所以，人们对水的性味，即水的流止寒温、浓淡甘苦等，应当潜心了解。

其实，早在3000年前，我国古人就已经知道利用水来治病了。

郦道元在《水经注》里记载："鲁山皇女汤，饮之愈百病。"《醴泉铭》里有"醴泉出京师，饮之痼疾皆愈"的记载。《拾遗记》中写道：

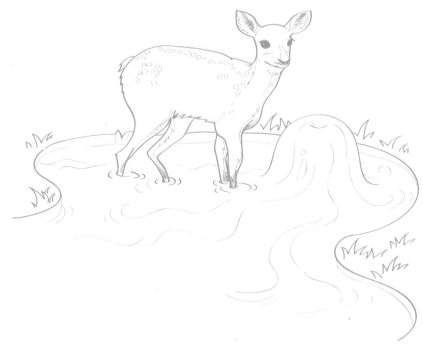

前捷克斯洛伐克西部小城卡罗维发利的泉水，
由于有小鹿前来饮水治病而名闻天下

"蓬莱山沸泉，饮者千岁。"从这些古籍文献记载中可以看出，中国人在很早以前就已经懂得，饮用山泉水可以强身健体，而且山泉水对治疗多种疾病也有一定的效果。这些来自地下深处的山泉水，也即是我们今天所说的天然矿泉水。

在国外，类似的"水能治病"的说法也有很多。比如说前捷克斯洛伐克西部小城卡罗维发利的泉水，在世界上就颇有名气。据说在600多年前，罗马帝王查尔斯四世在这儿打猎，看见一只受伤的小鹿掉进一潭泉水里，挣扎起来之后不久，伤口便愈合了。从此，这里的山泉水便出了名，慕名前来饮、浴山泉水的人络绎不绝。俄国彼得大帝曾在这儿留下过足迹；英国国王爱德华七世来这儿治便秘；称霸一方的奥匈帝国皇帝弗兰茨·约瑟夫在这里兴建了一座专供自己享用的浴室。

然而，自古以来，许多地方都把当地山泉水的防病健身作用，蒙上了一层神秘、迷信的色彩，并广为流传。人们甚至烧香拜佛，认为矿泉水是佛祖显灵赐予的"圣水"。

第五节　医生仅用水就成功地治疗了多种疾病

清晨饮300毫升左右的一杯水，可以稀释血液，降低血液黏稠度，预防"三高"

日本曾经做过老年人防病调查，460名65岁的老人，坚持在5年的时间里，每天清晨喝一杯温开水，84%被调查的老人都面色红润，精神饱满，牙齿不松，体健少病。刷牙、吃早餐，多数人已养成习惯，但清晨饮一杯水的习惯却很少有人做到。夜间新陈代谢趋于缓慢，血液流动也相应减慢，血液易黏稠，清晨饮300毫升左右的一杯水，可以稀释血液，降低血液黏稠度，预防"三高"（高血脂、高血压、高胆固醇）。

英国皇家医学院科学家的研究也表明，在起立时动脉血压急剧降低的人，可以通过喝水来克服，而不用服药。

水是整体效应，药是短期效应

事实上，无论是"药补不如食补，食补不如水补"，还是"水是百药之王""水是长寿之源"等，都说的是水在人体内具有的重要作用，以及其所具有的保健和辅助疗效功能。这里面包含着两层意思：一方面，是指水所具有的特殊营养生理功能；另一方面，也指如果能保证人体内保持充足适量的水分，就能从根本上增强人体的免疫功能，帮助患者早日康复。药对人体是局部作用，而水给人体带来的是整体作用；药往往是短效的，而水是长效的。

话说回来，有一点也需要特别注意，就是水不能完全代替药的作用，不能太过迷信水，以为得什么病只要喝水就行了。更不要迷信所谓的"圣水"。这一点需要科学、客观地来看待。虽然水不能完全代替药的作用，但水能更好地使药物发挥药效。

"您没有生病，只是渴了。"

美国医生巴特曼有一句名言："您没有生病，只是渴了。"他曾成功地治疗了过敏症、心绞痛、哮喘、关节炎、头痛、高血压、溃疡以及另外

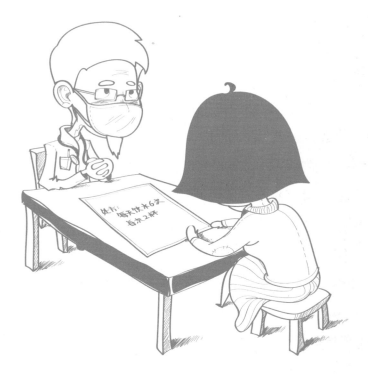

医生在给病人开水方

多种疾病，用的是最简单的解决方法——喝水。他认为，其实我们有很多的疾病仅仅是因为身体缺水。身体缺水造成了水代谢功能紊乱，生理紊乱又导致了诸多疾病的产生。而治疗这些疾病的简单方法，就是喝足够的水。

虽然我们不提倡等到人体脱水了之后才补充水分，但是我们很有必要知道，人体脱水的信号是什么。出现什么症状才知道是人体脱水了呢？

首先，想象一下这种情形：将一颗饱满多汁的李子从树上摘下来，暴露于阳光下，并使之风干，它最后就会变成李子干。李子脱水后，内部就会萎缩，表皮出现褶皱，表现出干果的主要特征。脱水，会使生命体的内外结构发生改变。人和水果一样，人体细胞数目达100万亿之多，在身体缺水最严重的部位，细胞开始变皱，其内在机能也会受到影响。身体任何部位缺水，都会通过不同的信号反映出来。到目前为止，身体脱水的信号，并没有得到充分的认识，它们往往被视为原因不明的疾病。

人体脱水的信号

人体脱水的信号，除了口干舌燥、想要喝水之外，还可以归纳为以下几句口诀：

莫名其妙，无故发火；

呼吸短促，身体虚脱。

面红脸热，无端焦躁；

精力不济，容易疲劳。

灰心沮丧，抑郁消极；

夜里失眠，白天昏睡。

强烈渴望，碳酸饮料；

梦见海河，暗示干渴。

如果平时一个身体健康、肝脏也没有任何疾病的人出现上述症状，就要注意了：没准这是在提醒您，您的身体已严重脱水！

第六节 好水才是"百药之王"

其实，说"水是百药之王"并不妥当，只有好水才是"百药之王"，坏水反而成了"百病之源"。因为自然界中不是所有的水都具有保健和治疗作用，只有没有被污染、充满生命活力的水，才具有保健与治疗功能。然而，由于今日人类活动带来的生态破坏造成水的污染、水的退化，我们现在喝的很多水都是退化了的水，是病态的、丧失了功能的水，这些水已经不能充分地发挥药效了。

优质饮水和健康关系的生物学试验

水与健康的关系一是首先保证充足的水量；二是优良的水质。水质首要是水安全。水安全是健康的前提，但不是全部，安全水不一定都是健康饮用水。这里谈到的健康饮用水的概念是水不仅是为了解渴和维持生命，更重要的是体现对人体的健康、保健具有很强的生理功能。而且，并不是所有含有矿物质的水都具有相同的生理和保健功能。

法国等一些国家，对优质矿泉水的临床治病效果做了大量对比试验，结果表明，优质矿泉水在人体健康方面确有明显的功效。中国预防医学科学院对我国有代表性的十几种矿泉水进行过动物抑瘤试验，结果发现，这些矿泉水都有不同程度的抑瘤效果。一些流行病学的调查资料也都说明，矿泉水对促进人体健康，延年益寿确有明显的作用。

北京公众健康饮用水研究所与北京大学医学部（2003年）对某国外品牌的天然矿泉水进行了降血脂生理功能性试验，试验显示，高脂血症的试验动物通过饮用矿泉水后，血液的总胆固醇和高密度脂蛋白显著比饮用净化自来水的试验动物降低。

湖南卫生监督所刘长庚等人（2004年）对10万人进行了流行病学调查研究，选择了4种中国常见的矿泉水类型。从调查中看到，长期饮用天然矿泉水的人群平均期望寿命为72.04岁，比不饮用天然矿泉水的对照组人群高出2.99岁，平均死亡年龄要高4.15岁，总患病率要低14.3%，人均医疗费用开支要少28.6%。男女小学生生长发育调查显示，长期饮用天然矿泉水的小学生比不饮用天然矿泉水的小学生：男生身高高出3.06厘米，女生身高高出4.26厘米；男生体重增加2.51千克，女生体重增加3.40千克；男生胸围增大1.62厘米，女生胸围增大1.81厘米。调查说明长期饮用天然矿泉水人群的健康状况要优于人体条件相近但不饮用矿泉水的人群，矿泉水的不同类型的影响似乎较小，天然矿泉水的健康功效是饮用天然矿泉水中的微量矿物质与水的联合作用对人体的健康产生了影响。

华西医科大学于1991年也曾以小鼠为研究对象，用矿泉水（没有被污染的九寨沟矿泉水）与自来水进行医学试验，其实验结果显示饮用天然矿泉水的小鼠免疫功能、抗衰老功能、肾功能以及血脂等方面均优于饮用自来水的小鼠，综合体现为死亡率降低了近50%。

从以上所列试验的结果可以看出，自来水和矿泉水中均含有丰富的天然矿物质，但是其生理功能和生物效应有所不同。优质矿泉水呈现出的保健功能，不能单纯或简单地归结于矿物质的作用。由实验可以看出，自来水是安全水，但对人体健康而言，并不是最理想的饮用水。

优质饮用水的健康功效

虽然水的健康功效机理尚不十分清楚，可能涉及水的结构、组分、活性、波动等。不能将水的生物学特性和健康功效全部归结于水中的某种成分，水的健康功效在大量生活实践中被人们所验证。美国一位医学博士研究认为："水可以作为强体剂、镇静剂、溶剂、发汗剂、兴奋剂和新陈代谢促进剂。"他还强调说："水虽有药效，但又和药剂不同，完全无副作用，这是水特有的长处。"俄罗斯学者的研究证实，经常饮用凉开水，有预防感冒、咽喉炎和某些皮肤病之功效。

充满生命活力的好水，常见的就是未经污染的山泉水和天然矿泉水（山泉水不同于矿泉水，后文将有阐述）。这种水是来自深部循环的地下水，包括自然喷出的和人工打井、用水泵抽出来的，它的水质、水量、水温一年四季都相对稳定。它是在特定的地质构造和特殊的水文地质条件下，经过漫长的地质年代，经过自然净化、溶滤、离子交换富集及活化等综合自然力作用，将周围岩石中的矿物质、微量元素转移到水中，形成了既干净、安全、无污染，又富有营养的好水。

经过大量的现代科学的分析研究和流行病学的调查发现，长期饮用地下自然涌出的山泉水的居民，某些疾病和肿瘤的发病率和患病率明显低于饮用其他水源水的当地人群，他们的生长发育良好，平均寿命延长。

优质好水调节人体的新陈代谢，虽不能如药物那样具有"占台"作用，但却具有"补台"和"护台"的作用。

第七节　什么样的水是优质饮用水

人的生命需要优质的饮用水，但目前由于经济发展水平不同，各国的物质生活差别很大，所制定的饮用水标准也不尽相同。优质饮用水的感官指标是清澈透明、无异味、喝起来爽口解渴。其他的化学、毒理学、细菌学等的指标必须达到国家的卫生标准，对此我国也制定了《生活饮用水卫生标准》（GB 5749—2006）。

然而，关于什么样的水是优质饮用水，却是众说纷纭，不同学者有不同的表述。

优质水首先口感好，口感好的水并非就是指纯净水，反而一些溶解于水的气体（氧气和二氧化碳），可以使饮用水具有令人愉快的新鲜气味。饮用水的最佳温度应当是7～11℃，这种水饮用时具有最爽快和最新鲜的口味。而在高温的水中，很少含有溶解的气体，因此它解渴差，味道也不好。

研究证明，水是以分子团簇的结构存在的，水分子间依靠氢键形成的分子团稳定存在时间很短，是一种动态结合，既不断有水分子加入某个水分子团，又有水分子离开水分子团。因此水中水分子团大小随时发生变化。科学研究发现，水的分子团越小，活性越大，这种水也越好喝；而分子团越大，活性越小，也越不好喝。

第八节　还在盲目追求矿物质吗？

从2003年世界卫生组织《饮用水中的营养素》一书面世以来，许多消费者逐渐知道了纯净水不含有矿物质，长期饮用对人的健康不利。这无疑是矿泉水和山泉水日趋萎缩的市场的一个强心剂。矿泉水和山泉水商家的广告铺天盖地，大力宣传水中矿物质的重要性。由此纯净水市场进一步萎缩，矿泉水和山泉水开始兴盛，受到大众的追捧。那么水中的矿物质是不是越多对身体就越好呢？

答案当然是否定的。中国传统文化中最重要的一点就是中庸之道，世间万物都有一个度，这个度就是要维持平衡，人体pH平衡、营养平衡等一系列的平衡才是人体健康的根本。同样，身体中的矿物质和微量元素的数量和种类也有一个度，人体的平衡系统很迅速地调整各种物质在身体中的数量和种类，摄入过多，排出量就大，如果人体的平衡系统出问题了，人就会生病或者中毒。

一般情况下，当身体中摄取的某种矿物质过少时，会引发与该矿物质缺乏相关的疾病，比如钙的缺乏会导致身体骨质疏松、盗汗，影响身体、牙齿、骨骼的发育；镁缺乏时，会对心脑血管造成损害，对肌肉运动、胆固醇的调节、防止血管硬化等作用降低；钾过低时，人体容易引发心律失常和神经肌肉病变的症状；当碘缺乏时，大脑发育会受到影响，人体会罹患甲状腺肿大；当铬缺乏时，对于老年人来讲，会导致血压增高，而对于婴幼儿来讲，会导致生长发育停滞。儿童缺锌时，也会影响生长和智力发育。

由此可见，无论身体缺少何种矿物质，对身体的健康都有影响。及时补充矿物质对于缺乏症均有很好的缓解作用。但是某种矿物质补充过多，对身体也有损害。许多矿物元素之间具有协同和拮抗的作用，最为典型的是钙和镁。补钙过多，特别是那些盲目摄入营养补充剂的人，大量的钙进入机体，可能会引起钙中毒，引发高钙血症，甚至是肾功能不全或肾结石等，还会影响铁、镁、锌等元素的吸收。

镁过量时会导致末梢血管舒张，影响肾上腺素分泌儿茶酚胺，严重时会造成呼吸衰竭、心脏停顿。当钾过高时，人体的心脏负荷增加，出现心律失常和传导缺陷的症状，人会感到四肢无力，情绪异常。而碘元素过高时会引发甲状腺结节或肿大。铬过高时，会导致皮肤过敏，还会增加肺癌的发生率。锌过高时，每日超过2克，就会发生中毒现象，表现为腹痛、恶心、呕吐等。

因此如果没有根据自己的身体情况，盲目进补，或者过量饮用那些矿物质含量很高的水，都会产生一些健康问题。

我们在选择高矿化度的矿泉水时，首先要先看标签上所标示的矿物质的种类和数量，是否过高或者过低，过低则不能作为正常饮用水，过高时，饮水量要加以限制。

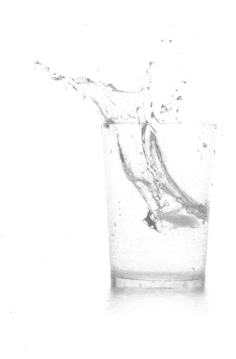

第三章

正确补水，不科学补水也会"水中毒"

第一节 新"膳食宝塔"：每人每天至少喝水1500~1700毫升

喝水既然有那么多好处，那我们就多多喝水吧，每天喝个三升五升，爱美的女人干脆饭也别吃了，以水代餐，既可减肥，又能美容、排毒，多好啊！这样行不行呢？

当然不行。一些人因为水喝多了，也会引起"水中毒"！

看来喝水还真是一门学问。水喝少了，不利于人体的生命代谢；水喝得太多，也会有害健康，某些人甚至可能会导致死亡。

2006年《中国居民膳食指南》首次加入了喝水的内容。"膳食宝塔"建议，每人每天至少喝水1200毫升。2016年膳食指南再次修订时，把喝水量改为1500~1700毫升，喝水量增加了。足见营养专家们对日常喝水的重视。最新版的中国居民膳食宝塔分为5层，把我们的食物分成了5大类，按一定的比例由多到少，底层食物最多，顶层食物最少，像个"宝塔"（国外的一些膳食指南只有4层，看起来像"金字塔"，所以也有称为"膳食金字塔"的）。我们可以看到，最底层为水：饮水1500~1700毫升。

新膳食指南中指出，每天足量饮水，合理选择饮料。并进一步指明：水是膳食的重要组成部分，是一切生命必需的物质，在生命活动中发挥着重要的功能；体内水的来源有饮水、食物中含的水和体内代谢产生的水；水的排出主要通过肾脏，以尿液的形式排出，其次是经肺呼出、经皮肤和随粪便排出；进入体内的水和排出来的水基本相等，处于动态平衡；饮水

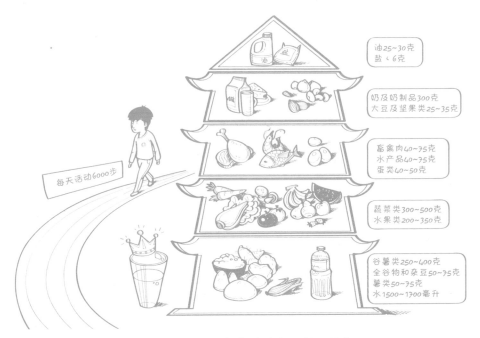

油25~30克
盐<6克

奶及奶制品300克
大豆及坚果类25~35克

畜禽肉40~75克
水产品40~75克
蛋类40~50克

蔬菜类300~500克
水果类200~350克

谷薯类250~400克
全谷物和杂豆50~75克
薯类50~75克
水1500~1700毫升

每天活动6000步

中国居民平衡膳食宝塔（每日摄入量）

不足或过多，都会对人体健康带来危害；饮水应少量多次，要主动，不要感到口渴时再喝水；不宜饮用生水、蒸锅水；饮水最好选择净化后煮沸的自来水或优质矿泉水。

而对于饮料，新标准提醒居民要进行合理选择。比如，乳饮料和纯果汁饮料含有一定量的营养素和有益膳食成分，适量饮用可以作为膳食的补充；有些饮料添加了一定的矿物质和维生素，适合热天户外活动和运动后饮用；有些饮料只含糖和香精香料，营养价值不高；有些人尤其是儿童青少年，每天喝大量含糖的饮料代替喝水，是一种不健康的习惯，应当改正。

第二节　喝水也有个专门的"金字塔"

其实，在国外，喝水还有专门的"金字塔"。《美国医学营养学期刊》曾发布一份"健康饮料指南"，使得喝水也和吃饭一样，有个"金字塔"。

如今市场上出现了各种各样的饮料，让人们有机会选择自己喜爱的口味，并从中摄取相应的营养。但是，让营养学家忧心的事也随之而来：在20世纪70年代，美国人仅有6%~8%的热量摄入来源于饮料，而如今这个数字已经变成21%，使专家们不得不把人们日常喝的"水"和肥胖这种全球蔓延的疾病联系起来。为此，专家们针对水和饮料专门制定了一个6层"金字塔"的健康饮用指南。

"金字塔"的第一层是水。无论白开水还是矿泉水，都是维持正常新陈代谢和生理功能的基本物质，同时也是人体内一些必需矿物质的来源，如低于1毫克/升浓度的氟化物、钙、镁等均可通过饮水而被人体吸收。每天最该多喝的，就是这种最"简单"的水。

第二层是茶与咖啡。茶和纯咖啡都不含热量（这里所说的茶包括绿茶、白茶、乌龙茶、红茶）。茶中含有丰富的黄酮、茶多酚等，它不仅具有抗氧化作用，还能改善血管舒张功能。适当喝点咖啡，可以降低Ⅱ型糖尿病的发病率。

第三层是低脂、脱脂牛奶（或无糖豆类饮品）。牛奶是钙、镁、钾和维生素D的重要来源。有大量证据表明，多喝牛奶有助于改善骨密度；也有证据表明，饮用乳品对减肥有一定帮助。

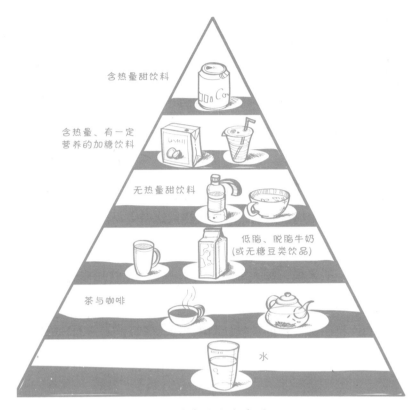

健康饮水金字塔

　　第四层是无热量甜饮料。虽然减肥型饮料比含热量的甜饮料好，但由于目前研究的缺乏，人工甜味剂的长期安全性还不能确定。此外，有证据表明，饮料甜度的增加使得人们更为偏好甜食，从而降低了选择低甜度食品的可能性。

　　第五层是含热量、有一定营养的加糖饮料。100%果汁虽然可以用来"提供"水果，它却不是每日饮食的必需，而且与其喝果汁，不如吃整只水果，摄入水果中的纤维素对健康才更有益。100%蔬菜汁和果汁的情况一样，喝蔬菜汁比不上吃蔬菜。另外，蔬菜汁含盐量较高。这一等级饮品，还包括酒和运动饮料，在有需要的时候，可以适当喝一些，但不是每天的必需品。

第六层是含热量甜饮料。这一等级的饮料指的是那些能提供热量却无营养的饮料，包括目前市面上大量销售的可乐等碳酸饮料，以及果汁含量甚微、含糖量却非常高的果汁饮料。这些饮料中所用的甜味剂，可能会引发龋齿、肥胖及 II 型糖尿病。同时，大量证据表明，含热量的饮料（有别于含热量的固体食物）不容易让人产生饱足感，因此它不会减少人们在接下来的正餐或点心中的热量摄入，所以含热量饮料更易引起肥胖。

有了这个健康饮用"金字塔"，人们就很容易清楚每天所喝的"水"应该如何分配。一般来说，每人每天水的来源基本是饮用水，每日饮用的饮料中无热量饮料的比例应超过60%；牛奶等富含营养的饮料，不得被低营养高热量的饮料所替代；而加糖饮料的摄入必须减少，同时应增加低热量饮料的摄入。

第三节　水的推荐量和饮水量

需水量和饮水量

人体每日需水量与饮水量是不同的概念，二者不能画等号。因为需水量包括饮水量，需水量的来源除水以外，还包括饮料、食物和身体少量代谢水。平均每日摄入的水均有20%~50%来自食物，其余50%~80%来自水和饮料。因此不能简单地回答每天每人应该喝多少水，水的需要量应根据人的体重、环境状况、食物的种类、活动量的大小来计算。一个成年人每天每消耗4.18千焦耳的能量就需要1毫升的水，成年男性每天大约需要消耗10450千焦耳的能量，则每天至少需要补充2.5升水。平均计算，一个70岁的人，他一生将饮用60多吨水。

水的维持需要量

水的维持需要量是指为了维持生命的最低需要量。1957年研究人员首次进行了维持需要量的实验。

成年人体内的水分每天需要更新的数量为总含水量的大约5%~10%。人体对水的需要量随着每日食物的组成、活动的状况、环境温湿度、机体的代谢以及健康状况的不同而不同。由于水的最低需要量的影响因素繁多，因此难以确定水的维持需要量。美国和加拿大的一些学者认为可以用适宜摄入量来表示水的需要量。

早在1945年美国国家研究委员会（NRC）就提出每日至少喝8杯水的忠告（1杯=240毫升），这就是8杯水这一说法的来源。NRC营养协会认为：在多数的情况下成年人的每日适宜摄入量应该为2.5升。随后经过研究，又提出人的每日水需要量应该以每日摄入的能量为计量单位。

美国人适宜饮水推荐量

		水的总摄入量/天（包括食品和饮料）*	从饮水中获得/天（大约为水的总摄入量的81%）
成年人（19~50岁）	男性	3.7升	3升
	女性	2.7升	2.2升

注：*每个个体由于活动强度、气候、食物构成等诸多因素的影响其需要量可能有差异。

饮水推荐量的计算方法

按单位体重估算。据美国洛杉矶国际医药研究所的研究，成年人每天应补充的总水量标准是：每公斤（千克）体重，每天应补充40毫升水。不到1岁的婴儿所需水量往往是成年人的3~4倍（因其体表的相对面积大，水代谢率较高，比较容易发生失水），一个体重为50千克的人，每天的总需水量至少为2000毫升以上。

按排出量估算。一般对于成年人来说，每天通过尿液、皮肤蒸发、呼气、粪便等产生的总排水量为2500毫升左右。根据人体水的摄入量与排出量相平衡的原理，成年人每天的需水量至少为2500毫升以上。

按食物能量标准估算。即成年人每消耗4.18千焦耳能量，需水量为1毫升，婴儿则为1.5毫升。而成年人每天平均至少消耗8364千焦耳热量，也就是说，每人每天至少要补充2升水才行。据测算，体重55千克左右的从事轻体力职业劳动的成年女性每天消耗8782千焦耳左右的热量，其每日需水量大约为2100毫升；体重在67千克左右的从事轻体力职业劳动的成年男性，每日消耗能量为11291千焦耳左右，故每日需水量大约为2700毫升。

饮水推荐量

水的需要量的影响因素比较复杂，包括环境的温度和湿度、运动量的大小、性别、体重、身体状态等。由于饮水需要量受到众多因素的影响不可能精确地规定。美国热带农业协会规定温带地区体重70千克的成年人最低饮水需要量为3升/天或42.9毫升/千克；热带地区为4.1~6升/天，或58.6~85.7毫升/千克。美国食品和营养委员会（2004年）公布了不同年龄和性别的人水的适宜摄入量。以下两表为饮水参考量。

男孩和女孩从出生到8岁的适宜饮水量

0~6个月	0.7升/天，假定来自于母乳
7~12个月	0.8升/天，假定来自于母乳和辅助食品和饮料
1~3岁	1.3升/天
3~8岁	1.7升/天

9岁至70岁以上人的水的适宜摄入量

9~13岁	男孩	2.4升/天
	女孩	2.1升/天
14~18岁	男孩	3.3升/天
	女孩	2.3升/天
19~70岁以上	男性	3.7升/天
	女性	2.7升/天

各国对居民饮水推荐量各不相同。下表为欧洲食品安全局和美国国家科学院医学研究所列出的各种人群饮水的推荐量。

对居民饮水量的推荐

组别	年龄/性别	欧洲食品安全局2010（毫升/天）	美国科学院医学所2004（毫升/天）
婴儿	0~6月	680 由奶摄入	700
	6~12月	800~1000	800
儿童	1~2岁	1100~1200	1300
	2~3岁	1300	—
	4~8岁	1600	1700
	9~13岁男孩	2100	2400

续表

组别	年龄/性别	欧洲食品安全局2010（毫升/天）	美国科学院医学所2004（毫升/天）
	9～13岁女孩	1900	2100
	14～18岁男孩	同成年人	3300
	14～18岁女孩	—	2300
成年人	男性	2500	3700
	女性	2000	2700
孕妇	—	2300	3000
哺乳妇女	—	2600～2700	3800
老年人	—	同成年人	同成年人

从上表中可以看出，美国科学院医学所的饮水摄入量比欧洲食品安全局的推荐量高。其中哺乳妇女的饮水量推荐，美国比欧洲高出1000毫升。

在正常的环境条件下，婴儿的呼吸和皮肤水的散失量要高于成年人。同样，一些特殊人群，例如儿童、孕妇、哺乳的妇女对于水的需要量都比正常人高。

在一些特殊情况下，例如热天、疾病和一些特殊人群饮水量与正常环境条件下和普通人群是有所差异的。

● **高温高湿条件下的饮水量**

机体内的体液是由水和各种离子状态的无机物和有机物构成的，这些离子态的无机物和有机物统称为电解质。水和电解质分布于细胞的内外，参与机体的各种生理和代谢活动。如果它们在体内的含量和分布发生了变化，则会出现水、电解质代谢紊乱，引起细胞代谢、功能甚至形态结构的改变。如果环境变化了，而人们没有正确补液，严重时就会因缺水而引起机体一系列功能和代谢障碍，甚至致死。

以正常人体为例，在高温、高湿天气，人们进行重体力劳动或运动的情况下，汗液大量流失（800～1000毫升/时以上），而汗液为低渗液，同时没有及时补水，引起高渗脱水。因此在高温高湿天气，运动和劳动状态下要适当补充含有电解质的水分。

当人们在湿热天进行运动、劳动、挥汗如雨时，机体水和电解质的损失主要从汗中损失。从汗中损失的水分一般为3~4升/时，变化的幅度随着运动量、年龄、运动的持续时间、性别、热适应性、空气温度、湿度、风力、云层、衣着以及个体出汗的状况等变化。一般来讲水的需要量主要受到运动的负荷和热应激的影响每天为2～16升不等。

总之，夏季饮水时，不仅要补充水分，同时还要补充电解质。不仅要补充阳离子，还要补充阴离子，使得机体的水和电解质达到平衡。

- **婴儿的饮水量**

水在婴儿食品的调制中起着重要的作用。

世界卫生组织认为水中的矿物元素是婴儿很重要的来源，用母乳喂养的婴儿，矿物元素主要通过母乳补充，而人工喂养的婴儿食品中所含的微量元素往往与母乳存在较大的差别，缺乏的一部分要从饮水中进行补充，例如钙、镁、铜、钼、锌等元素。还有一些家庭使用配方奶粉喂养婴儿，奶粉中的矿物元素与母乳有很大的区别，对水质的选择要格外加以注意，例如奶粉中的钠含量高于母乳，如果饮水对钠不加以控制，则婴儿摄入的钠就会超过标准，会对婴儿的肾脏机能造成损害。因此有些国家的饮用水标准甚至规定婴儿用水的钠含量应低于20毫克/升，世界卫生组织（1996）公布的婴儿水标准中规定钠含量应低于200毫克/升。总之，给6个月以内的婴儿购买食品时，要注意配方中各种微量元素的含量，并购买相适应的婴幼儿专用饮用水才能做到科学喂养。

世界卫生组织（1993）认为婴儿属于对水易感人群，5千克重的婴儿每日摄入水量为0.75升；10千克重的婴儿为1升。德国曾经进行过婴儿饮水量的试验，从试验中可以看出，足月出生和早产儿以及使用母乳喂养和婴儿食品喂养的婴儿其饮水量不同。下表为婴儿饮水量占总水摄入量的百分比。

婴儿饮水量占总水摄入量百分比

单位：%

周龄	4周	8周	16周	24周	32周	42周	52周
FF-PT	100 （95.8~ 100.0）	100 （91.1~ 100.0）	100 （98.9~ 100）	88.2 （65.4~ 100）	57.7 （41.4~ 85,9）	53.3 （39.6~ 73.5）	55.2 （37.4~ 71.9）
FF-T	100.0	100.0 （99.9~ 100.2）	100.0	81.7 （67.8~ 100.0）	57.7 （48.1~ 70.1）	58.2 （54.8~ 75.1）	58.9 （44.8~ 70.4）
BF-T	0.0 （0.0~ 3.6）	0.0 （0.0~ 11.4）	—	16.8 （0.0~ 84.3）	57.0 （4.6~ 71.6）	63.8 （12.2~ 77.3）	66.3 （0.9~ 81.3）

注：FF-PT：早产儿，婴儿食品喂养，孕期29周（平均25~32周），以牛奶—蛋白为基础的人工喂养至少16周，参与试验的婴儿数目为16名。

FF-T：足月儿，婴儿食品喂养，以牛奶—蛋白为基础的人工喂养至少到16周，参与试验的婴儿数目为15名。

BF-T：足月儿，用母乳喂养至16周，参与试验的婴儿数目为20名。

从表中可以看出，足月儿使用母乳喂养的在16周前，没有水的摄入。从16周以后开始有水的摄入了，并逐渐增加。而人工喂养的婴儿在16周以前摄入的水量大，到24周以后可以摄入一些食物，水的摄入量就逐渐下降了。

饮水量的影响因素

在舒适的环境温度、静止不动的条件下，人体可以从粪便、尿液、呼吸以及无感蒸发（常温下从机体表层蒸发掉的水分称为无感蒸发）等方面失去水分，随着劳动强度的增加、环境温湿度的变化，汗液的损失逐渐加大。一般来讲，粪便水分的损失大约为100毫升/天。最小尿液的排出量主要受到每日饮食的种类以及尿液溶质的影响，当然年龄和身体状况也是影响因素。

皮肤的无感蒸发和通过呼吸道损失的水分通过代谢实验都是可以测定出来的，无感蒸发与代谢热增耗有关，婴儿无感蒸发量高于成年人，研究人员认为所有人无感蒸发的水分损失都约为11.96毫升/100千焦耳。

1930年研究人员进行了5天的代谢实验，以60千克体重男性成年人在适宜温度、静止不动的条件下测定水的损耗。结果表明平均排出的总水量为2675毫升，范围为2227～3205毫升；无感蒸发量比较稳定为1073～1213毫升；尿液排出量为1149～2132毫升。

2003年研究人员进行了一项实验，让27名健康男性在静止不动的情况下，分成两组，一组提供饮料，而另一组用1/3的水代替饮料。实验结果表明，饮料或水只要摄入的量足够都可以满足新陈代谢的基本需要，建议饮水量应为0.26毫升/千焦耳。实验中所给出的是建议推荐量，而不是必需量。

一些特殊的人群，如患有一些疾病的人或者一些处于特殊状况下，例如高温高湿、所处空间狭窄的人对水的需要量会增加。

第四节 科学饮水防止"水中毒"

我们提倡多喝水，以保证每日有足够的饮水量，但喝水绝不是越多越好。我们讲科学饮水主要是喝水要适量，不是多多益善。尤其是患肺心病、肾病或免疫缺乏症的人要在医生指导下科学地控制饮用量。长期饮水过多，会导致肾脏超负荷工作，易出现肾功能受损。炎炎夏日，如果你一边出汗一边大量饮水时，发现自己有无力、头痛、呕吐等症状，那你的身体在告诉你，你很有可能"水中毒"了。

在西方曾经发生过喝水大赛死人的事件。这些死者都是因为水量摄取过多而导致身体的电解质失衡造成的，所谓的电解质是指身体内外液的钠、钾、糖和蛋白质。人体有自动调整身体的电解质平衡的机制，如果大量饮水，而摄入的钠、钾、糖和蛋白质不足，身体的电解质平衡被打破，而出现视线模糊、恶心、头疼、烦躁、肌肉抽搐，严重时会造成各个器官功能的降低，最危险的是出现脑水肿。

英国还发生过一起饮水过量导致脑水肿身亡的事件。一名35岁的英国男子被家人发现死在洗手间里，医生最初推测他是死于心脏病，但尸检结果却显示，他是在短时间内摄入了大量的水引发脑水肿而死亡。此前也曾有人因参加马拉松比赛后过量饮水而暴毙，但这位男子的情况却非常特殊，因为他既没有大量运动，警方在他的家中也没有找到任何迹象表明他想通过"暴饮"来自残或自杀。验尸官认为这是一起非常罕见的意外事件。至于他为什么会喝这么多水，则成了一个令人费解的谜。

医学专家介绍，水是人体需要的一种很重要的物质。但如果大量饮水而又没有适当补充盐分，血液被大量的水稀释，渗透压降低，水就会通过细胞膜渗入细胞内，致使细胞水肿而发生"水中毒"。"水中毒"对人体损害很大，特别是对大脑细胞的损害更为严重，因为脑组织固定在坚硬的颅骨内，一旦脑细胞水肿，颅内压力会增高，会出现一系列的神经刺激症状，如头痛、呕吐、嗜睡、呼吸及心跳减慢，严重者还会产生昏迷、抽搐甚至危害生命。

一般来讲，水中毒致死的概率非常低，比利时的科学家指出，如果每天摄入4~20升水，人体的神经系统就会受到影响，如果摄入更多甚至超出我们肾脏的排泄能力，导致大脑神经的不平衡，最严重时会导致死亡，而且死亡率很高。一般来讲，每日经过肾脏的血液有180升，而通过肾脏的重吸收功能，肾脏可以排出1.5~1.8升的尿液。在排尿的过程中，身体的一些矿物质也会通过尿液排出体外。如果大量饮水，特别是饮用纯净水，身体的盐分流失殆尽，最后造成身体的电解质平衡失调，造成钠的缺乏，而引发水中毒。因此在饮水时，要考虑到自身的身体状况和水中的矿物质组成，才能避免水中毒的发生。

夏季天气炎热，人们从汗液中流失大量的水分和矿物质，特别是钠和钾元素。夏季运动或劳动时，补水时要注意：饮用时少量多次，不要只在口渴时才想到饮水，特别是大量流汗后，不能饮用纯净水，适当补充淡盐水，可以添加一些葡萄糖等。喝水的数量一般以可以排出尿液为准。

需特别提醒的是，老年人对口渴的感觉下降，另外大多数老年人常年摄入一些药物，有许多药物对于矿物质的吸收是有拮抗作用的，而肾脏对水分的重吸收功能降低，造成老年人每日摄水量不足，矿物质吸收率较低，而肾脏的排泄量增加，造成老年人身体电解质和水分严重不足。如果大量饮用纯净水就会加剧矿物质的不足，容易发生水中毒的现象。老年人不要在吃饭中或吃饭前后大量喝水、喝汤，因为不论是饭前喝，还是饭后喝，过多的水都会稀释胃酸，让老年人本就胃酸分泌减少的肠胃"雪上加霜"，造成消化不良。

由于水被吸收后，会使血液变稀，血量增加，将加重心脏的负担，因而心衰病人要注意控制饮水量。肾脏肩负着排水任务，如饮水过量，同样会加重它的负担，所以，有肾衰等肾脏疾患的病人也不能过量喝水，尤其是一次性大量饮水，建议最好在医生指导下确定喝水量。

总之，防止"水中毒"应注意以下几点：

1. 心脏病、肾病、青光眼患者是"水中毒"易感人群，应控制饮水量。

2. 防止暴饮。过量饮水易引起水中毒。

3. 不要长期饮用纯净水。尤其是运动后，应该补充些矿物质，尤其是钠离子。

第四章

怎样喝水才健康

第一节　喝水四宜四不宜

通过前面的讲述，我们已经知道，健康首先从水中来，喝水要喝健康水，喝水要考虑水质，喝水要根据自己的身体状况来确定，等等。此外，最重要的，喝水还要注意方法。健康饮水三要素：饮的水要健康，饮水方式要科学，饮水设备要安全，缺一不可。

科学喝水的方法，我们总结为"四宜四不宜"，即：宜多不宜贪，宜淡不宜浓，宜暖不宜凉，宜缓不宜急。

宜多不宜贪

"多"是指每天喝水要足量。正常人每天从饮食和饮水中摄取的水分，成年人大约为2500毫升。如果食物中的水较少的话，以平均一杯300毫升来计算，每个成年人每天的饮水量要达到6～8杯，才能满足人体对水的需要。

一项针对市民日常饮水量的调查结果显示，虽然有43.7％的人认为每天应该喝1000～2000毫升的水，但实际每天能喝到这个量的人仅为32.8％；虽然有20.8％的人认为每天应该喝2000毫升以上的水，但实际能做到的人只有17.9％。而有近50％的人，每天实际喝水不到1000毫升。

很多人总认为自己不渴，感觉自己每天喝的水已够多了。你可以做一个实验，记录一下平常3天中你所喝下的水量，你会感到吃惊。可能大多数人认为自己"喝得已经够多了"的水量，不过才3～4杯而已，这远远少于6～8杯的实际需要，不信你自己试试看。

需要注意的是，水的需求量视每个人所处的环境（温度、湿度）、健康情况及食物摄取量等而定，没有一个确定的标准值。

喝水宜"多"，即心中要有每天喝6～8杯水的数，就不会犯下觉得渴了再喝的毛病。当觉得渴了的时候，人已经处于生理脱水的状态了。遵从"喝水宜多"的规则，就可以避免脱水的现象发生。

"贪"是指喝水也要有限制，不能过量，以免引起"水中毒"。

正常的健康人可以根据自己的尿液颜色，来判断何时应该多补充水分：正常的尿液颜色应该是淡黄色，如果颜色太深，就应该补充水分；若颜色很浅，就可能是喝水太多了。

总之，喝水得有个度，多而不贪。借用一句流行语来说：水是好东西，但不可贪杯哦！

宜淡不宜浓

"淡"是指喝水要顺应自然，淡淡的白开水最佳。

有的人喜欢喝饮料，或者在水中加入咖啡、糖、茶叶等制成饮料来喝，喜欢"浓"的味道，自然也无不可，但切记不宜喝得太多，原因如下。

一是因为喝饮料不等于喝水，喝水是补水过程，而喝某些饮料是脱水过程。由于饮料中往往含有很多的营养物质和非营养物质，包括色素、防腐剂、咖啡因等添加剂，人体要将这些添加剂、糖分等分解，需要消耗体内大量水分，反而使身体更缺水了。

二是因为水中加入咖啡、茶叶等物质之后，水就不再是单纯的水了，不再适宜"喝水宜多"的规则了。东方人喜欢喝茶，西方人喜欢喝咖啡。现在是老年人喜欢喝茶，年轻人喜欢喝咖啡。中国有着几千年的茶文化，茶有提神醒脑、促进消化、有益健康的作用。茶叶和咖啡中含有咖啡因，它是中枢神经兴奋剂，具有利尿作用。常饮浓茶或浓咖啡，由于咖啡因的刺激作用会促使心跳过快，血流加速，呼吸加快，易导致心律不齐或心动过速。而且，当大量饮用浓茶后，还会稀释胃液，降低胃液的浓度，使胃液不能正常消化食物，从而产生消化不良、腹胀、腹痛等症，有的甚至还会引起十二指肠溃疡。因此，心动过速的心脏病患者，胃溃疡、神经衰弱、身体虚弱胃寒者更不宜饮浓茶，否则会使病症加剧。此外，空腹也不宜喝浓茶，否则常会引起胃部不适，有时甚至产生心悸、恶心等症状，发生"醉茶"。而咖啡也不宜多饮，咖啡中所含的咖啡因，摄入过多，也不利于健康，喝咖啡的人更应注意同时要补水。

可见，太"浓"的水是要少喝的。咖啡、茶、酒、苏打水、果汁以及可乐等饮料都不能算作是严格意义上的水，不能等同于"水"来加以饮用。喝8杯饮料，不等于是喝了8杯水。饮料的摄入量不应超过人每天需水量的30%，尤其是婴幼儿及青少年在生长发育过程中，更应控制饮料的摄入。

"淡"并非是说水越纯净越好。相反，纯净水、蒸馏水、太空水等太过"纯净"的水，由于去掉了水中的矿物质和微量元素之后，水质偏酸，容易伤害身体，对肾脏较弱的人士尤为不利，也是不宜多喝的。含有天然矿物质和微量元素的天然矿泉水，才有利于人体健康。

**宜暖
不宜凉**

"暖"是指日常所喝的水，不宜太烫，以喝跟体温相同的水为佳。研究发现，煮沸后冷却至20~25 ℃的净化后的白开水，具有特异的生物活性，它比较容易透过细胞膜，并能促进新陈代谢，增强人体的免疫功能。凡是习惯喝温开水的人，体内脱氧酶的活性较高，新陈代谢状态好，肌肉组织中的乳酸积累减少，不易感到疲劳。天冷时喝温开水，可减少对胃肠的刺激。

有的人喜欢喝滚烫的水，要知道过烫的水进入食道，会破坏食道黏膜和刺激黏膜增生，易诱发食道癌，这在医学界已是定论。

"凉"是指喝水也不宜太冰，10 ℃以上的温水对身体较为适宜。因为人体摄入过冷的水，会使胃肠黏膜突然遇冷而使原来开放的毛细血管收缩，使平滑肌痉挛，可引起胃肠不适或绞痛甚至是腹泻。尤其是在夏天，天气炎热，很多人喜欢用冰水代替温水，殊不知这么做会对身体造成一定的损害。

还有的人喜欢早上起床后喝冰箱里的冰水，觉得这样最提神。其实，早上喝这样的水是不合时宜的，因为此时胃肠都已排空，过冷或过烫的水都会刺激到肠胃，引起肠胃不适。

所以，喝水时，水的温度最好是在10～30 ℃，一般接近人体体温的水最好。

**宜缓
不宜急**

饮水和吃饭一样，要缓慢，细品慢咽，不能暴饮猛喝，因为饮水速度过猛对身体是不利的，可能引起血压降低和脑水肿，导致头痛、恶心、呕吐。一杯300毫升的水，应用10分钟左右的时间一口口慢慢喝下去。

有些人，喝水会一口气都喝下去，这样对健康并没有好处。喝水太快太急，可能会被水呛到，还会把大量空气一起吞咽下去，容易引起打嗝或腹胀。一次性快速大量喝水，还会迅速稀释血液，加大心脏的负担。运动过后，这种情况更加严重。此外，天热大量出汗时，暴饮会反射性地加大出汗量，进一步增加钠、钾等电解质的损失，因而人们往往产生越喝越渴的感觉。

合理的喝水方法应该是，要慢饮，少量多次。"少量多次"有 3 层含义，一是要把一天需要喝的6～8杯水的量，合理分配在早、中、晚多次来喝，每次半杯到一杯。切不可突然想起今天还没有喝水，一下子猛灌个七八杯，这样对身体有害无益。二是在喝一杯水时，要慢饮，分少量多次喝完。三是在喝一口水时，也要做到少量多次下肚。方法是，先把一口水含在嘴里，分几次徐徐往下咽，这样才能充分滋润口腔和喉咙，有效缓解口渴的感觉。

此外，空腹的时候喝水，效果最好，有利于身体吸收。尤其是清晨喝水，必须是空腹喝，也就是在吃早餐之前喝水，否则就起不到促进血液循环、冲刷肠胃的效果。

第二节　喝水不妨定个"时间表"

每天喝6～8杯水，说起来简单，但坚持起来却很难。很多人也知道每天需要喝6～8杯水，但往往忙起来就顾不了那么多了。所以经常是想起来的时候就喝，想不起来也就算了，毫无规律可言，每日的"饮水指标"难以达到。

但是，如果给自己定个"喝水时间表"，这些烦恼就一扫而光了。不过，问题也来了：这个时间表该如何来定呢？一天当中，什么时候喝水比较科学呢？

喝水不像吃饭一样有严格的时间表，应该遵循"主动喝水，不要等口渴了再喝"的喝水原则，但每天早晨一杯水不能少。下面的喝水时间示意图供大家参考。

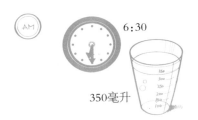

6:30

350毫升

对爱睡懒觉的人来说，这个时间可能还没有起床，可根据自己的起床时间做出调整。睡一个晚上后，水分蒸发、排汗后身体已经缺水，起床后随即喝350毫升的水，可帮助身体排出毒素。饮水温度：18～35 ℃为佳。

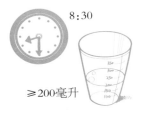

8:30

≥200毫升

从早晨起床到办公室这段时间，时间往往很紧凑，无形中身体会出现缺水，因此到办公室后，先倒一杯至少200毫升的水，分几次慢慢饮下。

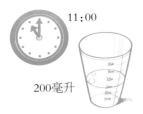

11:00

200毫升

在冷气房里工作一段时间后，别忘记给自己再倒一杯200毫升的水，分几次慢慢饮下，补充流失的水分，缓解紧张的工作节奏。餐前半小时喝200毫升水，有利于减肥。

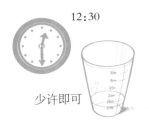

12:30

少许即可

用完午餐已经半小时了，喝水不宜多，几口即可，可以帮助消化食物。

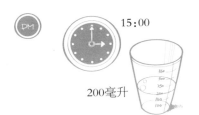

15:00

200毫升

可以喝少量的淡茶水或者淡咖啡提提神，也可以喝上一杯200毫升的天然矿泉水，补充身体所需的水分。

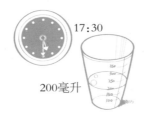

17:30

200毫升

就要下班了，在离开办公室之前，可再喝一杯200毫升的水，增加饱腹感，回家吃晚饭自然不会暴饮暴食。

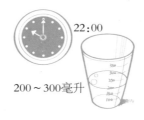

22:00

200～300毫升

睡前30～60分钟，再喝上一杯200～300毫升的水或者牛奶，让自己尽快进入梦乡，做个好梦。

根据这个"喝水时间示意图"，可让你轻松达到每日的"饮水指标"。大家可根据自己的实际情况进行调整。需要注意的是，饭前1小时饮水比饭后饮水好。因为水在胃中停留时间只有6分钟，很快就会进入小肠，吃饭前1小时饮水，到吃饭时，机体消化液分泌正旺盛，功能调动起来自然促进消化吸收。

另外，边吃饭边饮水是个不好的习惯。吃饭时饮水，会冲淡唾液、胃液、肠液等消化液，会影响食物中营养物质的吸收。

第三节　警惕清晨"死水"

清晨"死水"，是指停用了一夜的水龙头及附近水管中积存的自来水，因为它是静止的。这些水与金属管壁及水龙头金属腔室接触会产生水化反应，形成金属污染水。据调查，我国一些城市自来水铅超标，20%的原因来自水龙头，并且自来水中的残留微生物也会繁殖起来。据分析，这种水可能含有对人体有害的物质，不宜饮用，也不宜用来刷牙漱口。医学家提示人们，早晨拧开自来水龙头后，应当将这种有害的"死水"放掉，流出的第一桶自来水可作为生活用水，不宜饮用。

而平时用于饮用的自来水，可先放置数小时（但不宜超过1天）通过自然沉淀净化后，再烧开饮用。

第四节 有些"开水"不健康

自来水作为老百姓主要的日常饮用水，虽说存在一定的安全隐患，但只要烧开了，水中的一些有害物质，特别是一些挥发性的有害物质就会挥发掉，一般情况下，人们不必过分担心。只是，烧开水也有很多学问，值得我们注意。

没烧开的水不安全

没有烧开的水，不能饮用。我们知道，自来水在自来水厂已经用氯消过毒，杀死了水中的微生物，然后才流到千家万户。但是在用氯消毒的过程中，氯与水中有机物发生化学作用，会产生一系列的有害化合物，如三氯甲烷（氯仿）、溴仿、溴二氯甲烷、氯二溴甲烷等。研究发现，三氯甲烷对动物具有致癌作用。而用自来水烧水喝，当水温只达到90 ℃

时，水中的氯化物和消毒副产物的毒性就会增加2～5倍，超过国家饮用水卫生标准的2倍。

另外，未烧开的自来水中可能还含有一些致病微生物如细菌、病毒、寄生虫或虫卵等，虽然城市的自来水已经过消毒，但通过长途运输的污染也不可能完全放心。当饮用了这些不卫生的生水后，就容易患病。

在全世界范围内，用氯消毒的水，水中的卤代烃有害物都无法完全避免，人体自身的解毒功能可使含量不多的有害物不至于产生危害。有条件的家庭，可以考虑选用合格的活性炭净化器，对自来水进一步净化能更加安全地饮用自来水。

水烧开，沸腾3分钟后再饮用

水刚烧开，不能马上就关火，必须把壶盖打开，等水继续沸腾3分钟，再关火饮用。这样比较安全一些。

把壶盖打开再烧3分钟的原因在于，可以把水中的有机污染物特别是挥发性有害物质最大限度地挥发出去。但也不能让水烧开的时间过长，若水烧开的时间过长，也会造成水的老化以及形成有害物质。健康的、符合人体需要的水应该是新鲜的。

"千滚水"不能常喝

千滚水就是在炉上沸腾了很长时间的水。这种水因烧得过久，水中不挥发性物质，如钙、镁等成分和亚硝酸盐含量增高。久饮这种水，会干扰人的胃肠功能，出现暂时腹泻、腹胀；有毒的亚硝酸盐还会造成机体缺氧，严重者会昏迷惊厥，甚至死亡。千滚水属于死水，所以不能常喝。

如今，饮水机、电热水器等已经成为家庭的必备用品。值得注意的是，若饮水机等电热产品长时间开机，会反复地给热胆中的水加热，使热胆里的水始终处于加热—冷却—再加热的循环中，就会形成"千滚水"，成为影响人们身体健康的隐患。这种"千滚水"虽看似干净，却是重金属、砷化物等有害物质的浓缩液，久饮这种水甚至会干扰人的胃肠功能，出现腹泻、腹胀。

重新煮开的水不健康

有人习惯把热水瓶中的剩余温开水重新烧开再饮，目的是节水、节煤（气）、节时，但这种"节约"不足取。因为水烧了又烧，使水分再次蒸发，使水变成死水，亚硝酸盐会升高。常喝这种水，亚硝酸盐会在体内积聚，危害健康。

蒸锅水不健康

蒸锅水就是蒸馒头等剩下的锅水，特别是经过多次反复使用的蒸锅水，水中的一些污染物随着水分的蒸发而增加，例如铅、砷等重金属随着蒸煮时间的延长而增加。喝这种水，或用这种水熬稀饭，机体内重金属含量会增加，给身体健康带来风险。

"老化水"不新鲜

老化水俗称"死水"，也就是长时间储存不动的水。常见的是装在热水瓶或保温杯里好几天的水。常饮用这种水，对未成年人来说，会使细胞新陈代谢明显减慢，影响身体生长发育；中老年人则会加速衰老；许多地方食道癌、胃癌发病率日益增高，据医学家们研究，这可能与长期饮用老化水有关。

研究表明，老化水中的有毒、有害物质会随着水储存时间的增加而增加。这是因为，在一般饮用水中，都含有一定量的硝酸盐，如果同时含有大量细菌，特别是大肠杆菌，那么烧水时适度的温度就会使细菌释放出硝酸盐的还原酶，还原酶可将水中的硝酸盐还原成亚硝酸盐，从而使开水中亚硝酸盐增多。如果储水时间过长，水中的亚硝酸盐会与日俱增，所以储水最多两三天。总之不提倡喝隔夜水，应喝新鲜水。

从健康角度来说，最好是当天烧的水当天喝完，有实验显示，喝自然冷却、搁置时间不超过6小时的白开水，对人体健康最有利。

污染水不能喝

各种饮用水一旦受到有机物、重金属、微生物等有毒、有害、有异味物质侵入均不能作为饮用水。其中各种饮用水产品在储存、运输及与各种饮水设备、用具的接触中也易受到污染，最易受污染的是微生物菌类污染及硝酸盐类超标，一旦从外观上觉察水出现异味或出现絮凝物质，均表明水可能受到微生物污染，受到污染就应小心饮用。不能直接生饮没有经过净化及消毒的天然水（井水、山泉水等），因为不经过处理的天然水往往会受到不同程度的微生物污染。

目前，市场上销售的饮水机热胆的材质又多为不锈钢或铝壳，反复加热后，水中的铁、铝等含量会明显升高，进而增加"千滚水"中有害物质的浓度。

此外，饮水机的另一健康隐患是水的二次污染比较严重。因为饮水机是靠空气的气压下水的，很容易把空气中的污染物和细菌带到饮水中，而超过4天以上的水，细菌数目会不可计数。因此，饮水机的水最好三四天就喝完。饮水机的内胆也要经常清洗。有桶装水的家庭，可以把饮水机改成手压式饮水器，不用经过饮水机内胆，减少二次污染，同时经济又科学。

过硬的水不健康

水的硬度是指溶解在水里的钙镁矿物质的总含量。水中钙、镁等矿物质的含量越大，水的硬度也越大。饮用水质过硬的水（水硬度超过500毫克/升）会影响胃肠道的消化、吸收功能，引起消化不良或腹泻。长期饮用硬度过大的水，可使体内脏器结石（如肾结石、膀胱结石等）的发生率增高。但过软的水也不好，对人体健康而言，适宜的水总硬度在50～200毫克/升为宜。

医疗用水不可以当大众饮用水

目前市场上一些名为功能性的水产品是指对一些疾病有预防疗效的水，严格地说，这些都属于医疗用水，不能作为正常人群的饮用水，不宜作为生活饮水大量饮用。医疗水必须在医生指导下饮用，而且必须有量的控制。

第五节 春夏秋冬，一年四季喝水不同

一年四季，冷暖交替，人体对水分的需求是不一样的，不同健康状况的人群喝水也应有所侧重。喝水，也应随着季节而调整。

春天喝水预防"气象综合征"

春季是呼吸系统疾病的多发季节，这个时期由于天气变化无常，忽冷忽热，昼夜温差较大，人体抵抗力及免疫力降低，尤其是老人和小孩，稍有诱因即可发病。临床上把这些由气候引起的疾病，叫作"气象综合征"。

春季"气象综合征"的具体表现是：咽喉干燥、呼吸道黏膜屏障功能降低，容易发生呼吸系统疾病，比如上呼吸道感染、流行性感冒、急慢性支气管炎、肺炎、咽炎、扁桃体炎等。而随着气温的不断升高，身体小血管扩张，再加上户外活动增多使代谢增加，容易造成机体失水，缺水后的血液黏稠、流动缓慢，对于患有高血脂、糖尿病的人来说，更容易引发缺血性心脑血管疾病；此外，花粉和干燥的气候还会刺激皮肤使其发生过敏、皮疹等症状。

预防春季"气象综合征"，主要的措施就是多喝水，补充体内水分的缺失。最好是喝淡盐水，以缓解出汗造成的体内盐分流失。

夏天喝水少量多饮

夏季天气炎热，人体水分流失较大，因此对水分的需求格外多，但是夏天喝水也有讲究。

首先，要喝适量的淡盐水。淡盐水可以补充由于人体大量排出汗液带走的无机盐。最方便的办法是，在500毫升饮用水里加上1克盐，并适时饮用。这样既可补充机体需要，同时也可预防电解质紊乱。

其次，应喝温开水，不要喝冰水。在夏季，不少人在大量出汗后，选择饮用冰水或冷饮，其实这是不科学的。因为这样虽然会带来暂时的舒适感，但大量饮用会导致汗毛孔宣泄不畅，机体散热困难，余热蓄积，极易引起中暑。冰水对肠胃功能不利，饮温开水更为有益，因为这有助于身体吸收。

最后，喝水要少量多次，不能暴饮。口渴不能一次猛喝，应分多次喝，且每次饮用量少，以利于人体吸收。合理的方式是，每次喝水以100～150毫升为宜，间隔时间为半个小时。

秋天"摄"水防"秋燥"

秋天最大的特点就是干燥，空气中水分减少，人体会产生由于干燥引起的一系列生理变化，常称为"秋燥"。口干舌燥、喝水也不觉解渴是"秋燥"的主要表现。

中医认为，肺胃受邪时容易有口干、咳嗽、口鼻干燥等现象，这些都和内火有关。多喝水成了人们对付"秋燥"的一种必要手段，但是，喝水也只能起到部分作用，还需要饮食和生活节奏的调养来应对。应该多吃养阴润肺的食物，如梨、猕猴桃、西瓜等，多喝冬瓜汤、冰糖梨水对缓解口干也有一定好处。

此外，防"秋燥"还有一种直接从呼吸道"摄"入水分的方法，即通过吸入水蒸气而使肺脏得到水的滋润。方法很简单：将热水倒入茶杯中，用鼻子对准茶杯吸气，每次10分钟左右，早晚各1次即可。有条件的话还要强化洗澡概念，因为皮肤为肺的屏障，秋燥最易伤皮，进而伤肺。洗浴有利于血液循环，使肺脏与皮肤气血流畅，发挥润肤、润肺之作用。

冬天喝水保护心血管

冬天，天气寒冷，北方空气干燥，人们的身体出现皮肤干燥、嘴唇开裂、口干舌燥等现象，这是在向人们发出补水的信号。

冬天热水容易变冷，很多人会对水反复煮沸加热，导致水中亚硝酸盐浓度增高。如果亚硝酸盐过高，容易在胃酸的作用下形成亚硝胺，而亚硝胺为强致癌物，长期小剂量摄入可以使动物或人致癌。

对于心脑血管疾病患者而言，冬天尤其要注意多喝水，若水分摄取不足，血液容易变黏稠，除了引发脑卒中的概率增加之外，血压也会因此而下降，促使心跳增加，严重者还可能导致心肌缺氧、心律不齐、心脏功能受损等，心脏疾病的发生概率也会大增。

而对于习惯早起运动的人来说，冬季太低的温度容易引起血管痉挛，导致血管阻塞，而使心血管疾病发作。因此早起运动时，要先做好保暖工作，出门运动前可先喝一杯温开水暖暖身子，以避免血液黏稠度太高，发生危险。此外，最好不要在日出之前外出运动，一来日出前湿气较重，日出后温度上升，会比较温暖；二来日出后视线清楚，比较不容易发生意外，一旦身体不适，也比较容易被发现。

第六节　早晚一杯，阎王不催

相对于年轻人来说，老年人每日应多饮一些水才能满足身体的需要。这是因为，人的生长和衰老过程在某种意义上讲是一个脱水的过程，老年人常处于循环容量不足的边缘状态。

此外，老年人清晨的时候血液黏稠度升高，容易引发心肌梗死和脑卒中。对于老年人而言，睡前和清晨喝一杯水，使黏稠的血液得以稀释，显得非常重要。

正所谓：早晚一杯，阎王不催。

养成主动喝水习惯

老年人应该养成主动喝水的习惯。原因如下：

1. 老年人的肾脏功能走向衰退，要排出相同的溶质，需要摄入较多的水，才能避免溶质潴留。

2. 老年人感觉器官趋于迟钝，等到口渴的时候，身体已经严重脱水了，因而老年人经常存在缺水的可能。

3. 有的老年人，即使感到口渴也往往不去主动饮水，尤其是在发热、出汗、呕吐、腹泻等造成水分额外流失时，体内水分急剧减少，导致血容量不足，各器官得不到充分灌注，代谢产生的废物不能及时排出，就会产生极大的危害。

4. 担心尿频而不敢喝水。年轻人膀胱的贮尿能力为500～600毫升，老年人只有250毫升左右；另外，老年人的膀胱口肌肉松弛，控制能力衰退，容易造成尿频。

5. 观念上的误区。有的老年人喜欢喝饮料或者是咖啡等，把喝饮料与咖啡当成饮水。

因此，老年朋友为了自身的健康和延年益寿，应养成多喝水、勤喝水、喝好水的习惯。

早晚一杯水不能少

近年来，美国和日本学者发现，常有不少病人都死于清晨，其中不可忽视的因素，就是人在夜间不吃不喝，并在呼吸、出汗和排尿等新陈代谢过程中消耗了大量的水分。清晨机体相对缺水，易造成血浆浓缩，血液黏稠度升高，血小板凝集能力增强，从而易引发血栓的形成，这是高血压、冠心病、脑血管硬化患者发生心肌梗死和中风的导火线。

因此，老年人和心、脑血管疾病患者，应在睡前和清晨各喝一杯水，使黏稠的血液得以稀释，促进血液的正常循环。特别是在半夜睡醒时，可以适当补一些水。饮用的水中也可以加一些蜂蜜，对预防便秘有一定好处。

日本曾经做过老年人防病调查，选取460名65岁的老人，让他们坚持在5年的时间里，每天清晨喝一杯温开水，84%被调查的老人都面色红润，精神饱满，牙齿不松，不易生病。可见养成清晨饮一杯水的习惯，实在是有助于延年益寿、身体健康。

总之，老年人喝水，有几句顺口溜不妨牢记：

老人喝水有技巧，

白水茶水要分好；

淡茶可用来提神，

白水用它来服药；

清晨一杯不可少，

睡前一杯很重要；

莫说自己不口渴，

每天八杯要记牢。

第七节　空腹饮茶，疾病身上爬

喝茶的好处，想必大家是知道的。不过，您知道吗，如果喝茶的时间和方法不对，不仅不会促进健康，还会适得其反。

有些老年人，嗜茶成瘾，起床第一件事就是喝杯热茶。殊不知，起床便空腹喝茶是一种不良习惯。因为茶叶含有咖啡因成分，空腹喝茶，腹中无物，茶水直入肚中，有如"引狼入室"。如果肠道所吸收的咖啡因过多，会产生一时性肾上腺皮质功能亢进症状，出现心慌、尿频等不良反应。时间久了，还会影响人体对维生素B$_1$的吸收。

所以，自古以来就有"不饮空心茶"之说。

而有的人喜欢饭后立即饮茶，这也是不好的习惯。因为研究发现，茶叶中含有大量单宁酸，如果饭后马上饮茶，食物中的蛋白质、铁质与单宁酸很容易发生凝结。特别是老年人，因肠胃功能下降，对这些凝固物难以消化吸收，势必会减少对蛋白质、铁质的吸收。

资料表明，饭后饮茶，人体对食物中铁的吸收量至少会降低50%。时间久了，不仅降低了人体对食物中营养的吸收，影响器官的多种生理功能，还容易引发缺铁性贫血。

此外，隔夜茶也喝不得。民间有这样的说法："隔夜茶，毒如蛇。"这虽然有些夸大其词，但正好说明隔夜茶的特点。现代科学研究证明，隔夜茶因时间过久，维生素大多已丧失，且茶中的蛋白质、糖类等会成为细菌、真菌繁殖的养料，很容易变质，所以不宜饮用。

第八节　一定要注意补水的情景

必不可少的浴前一杯水

浴前应主动饮用一杯水，因为在桑拿浴环境中体内水分大量损失，容易造成失水。建议患有心血管病、高血压的中老年人应当少洗桑拿浴。由于沐浴后毛孔扩大，排汗量增大，人体内水分减少得快，沐浴前喝水可确保沐浴过程中，体内细胞仍然得到充足的水分，更能促进新陈代谢，使肌肤柔嫩，防止皮肤干燥、出皱。在桑拿或泡澡的过程中要及时补水，当发现有心跳加快、头晕的现象时，表示身体严重脱水，赶紧补水。

在空调环境下工作要多喝水

在有空调的环境里，空气的相对湿度一般要低得多。时间长了人很容易缺水，尤其是含水量多的脑细胞更易缺水。一旦脑细胞缺水，在空调环境中久了，人容易疲劳、精神不集中、记忆力下降、工作效率低。因此在空调环境下工作的人一定要养成多喝水、主动喝水的习惯。

日光浴前后多饮水

在阳光下，体内及皮肤水分流失较多，因此在进行日光浴前后应多饮水，在日光浴进行当中，也应及时补充体内及皮肤流失的水分。

喝咖啡时应多喝水

生活中有些人渴了累了就喝咖啡来解渴提神。实际上喝咖啡虽然会感觉解渴了，却会使体内的缺水状况加剧。因为咖啡中的咖啡因具有利尿作用，喝咖啡时所摄入的水，远远低于咖啡利尿作用所排出的水。如每喝咖啡6杯（含咖啡量约12克），除6杯中的所有水会迅速排出体外，还可增加尿量500~1000毫升。从而因失水可使人体重下降0.5~1千克；由于咖啡中的兴奋剂作用，即使人体内缺水也不觉得口渴，日复一日，可能会出现慢性脱水。因此，喝咖啡一要适量，二要补足因喝咖啡丢失的水分，这样才有利于健康。

长时间乘飞机注意补水

一般来讲，飞机在高空飞行时，机舱内的空气干燥，湿度较小。研究数据显示，最适宜人体的空气相对湿度为45%~65%，而飞机舱室内的空气湿度只有15%~20%，人体通过皮肤和呼吸就可以丧失1000~1500毫升水。

如果乘坐飞机的时间在2个小时以内，失水不会太多，但如果乘坐飞机的时间在2个小时以上，尤其是超过6个小时，人体失水量较大，此时就应及时补水。另外，飞机上所供应的饮食含有丰富的蛋白质、脂肪和盐，这些物质在消化和代谢过程中要消耗大量水分，如1000焦耳的能量需要239~359毫升的水才能代谢出去，所以，乘坐飞机时，最好多喝水。

需要提醒的是，乘飞机时，最好别喝咖啡、果汁、茶水、碳酸饮料等饮品。因为喝太多的咖啡会使人过度兴奋，并导致失眠、焦虑，加重缺水造成的疲劳，使人更加疲惫不堪。而大多数的果汁都是经过加工处理的，其维生素和无机盐的含量非常有限，而且会含有糖、色素和防腐剂，喝多了同样不利于体内缺水的状态，而且其中的防腐剂"山梨酸钾"可能还会引起慢性哮喘病人病症的复发，因此要少喝。另外，碳酸饮料中同样含有大量的色素、添加剂、防腐剂等物质，这些化学物质在体内代谢时反而需消耗大量的水分，而且可乐等饮料含有咖啡因，有利尿的作用，会促进水分的排出。

所以，乘坐飞机时补水，建议最好选择天然矿泉水，因为天然矿泉水中含有天然的钾、钠、铁、镁等多种无机盐，吸收后能及时缓解人体因缺水而导致的电解质紊乱。

第九节　饮水也要"细品慢咽"

饮水和吃饭一样，要细品慢咽，不能暴饮。尤其夏天或运动之后大量出汗时，不能求一时痛快而暴饮。暴饮起不到补水作用，反而会造成脱水。在短时间内过量饮水，会增加心、肾等脏器负担，打乱人体正常的生理调节能力。尤其在严重口渴脱水情况下，饮用低矿化度水或纯净水，易造成体内电解质平衡失调，出现低渗脱水，从而发生水中毒。一般来讲，在大量出汗运动中，每隔30分钟补水150~250毫升最好，在运动前15分钟补水300~500毫升，大运动量后应补充一些电解质饮料，水中要含有一定的糖、钠、钾、铁和一些氨基酸类物质。

第十节　饮水误区

科学在进步，人类对水的认知却在退步，甚至存在很多误区和盲区，表现在以下几点：

口渴时才喝水

口渴是人体缺水的一种信号，一种病症信号。口渴只是表示认同脱水的一种病症，但不是唯一症状。当感到口渴时再补水已经晚了。

只注意水的安全而忽视水的健康，把安全水等同于健康水

安全水与健康水是不同的科学概念。安全是健康的前提，但不代表健康。安全水只有维系生命安全的作用，健康水则有提高生命活力即提高生命质量的作用。不是所有水都能提高生命活力。

水喝得越多越好

我们提倡多喝水，保证每日有足够的饮水量，但喝水也绝不是越多越好。我们讲科学饮水主要是喝水要适量。尤其是患肺心病、肾病、浮肿的人喝水量更要注意控制。

把饮料当成水饮

喝水是补水过程，喝饮料是脱水过程。水是人的必需品，每天必须喝。饮料是商品，每天可以喝，也可以不喝。尤其是婴幼儿、老年人、孕妇更应少喝饮料。

"溶液"不同于"溶剂"和"溶质"

溶液由溶剂和溶质构成，水的营养生理作用是指水的溶液作用，人类进化300万年来喝的都是水溶液。现代人存在两种情况：一是强调水的溶剂作用，水越纯越好。忽视水的溶质（即水中矿物质）作用。另一种是过多强调溶质作用，认为水中溶质越多越好，忽视水的溶剂作用（即水本身的结构、波动、能量等作用），这都是片面的。

冬天可少喝水

虽然冬天流的汗并不多，但正常排泄也会失去大量水分，并且冬季气候干燥，室内取暖、睡热炕等均会增加体内水分流失。所以，冬天要养成定时定量喝水的好习惯。

纯净水泡茶好

纯净水的好处是干净、没污染，但纯净水不含任何矿物质，是死水、活性低、溶解性不好，抗氧化性低，且硬度过高的水泡茶效果也不好。不同的茶应选择不同的水。一般来讲，泡茶水以天然、没有污染、硬度适中或偏低，活性高（水分子团小）为宜。南方很多山泉水如虎跑泉就属此范畴。

第五章

不同的人喝
不同的水

第一节　水养女人，美丽一生

水是最好的美容剂

人皆爱美，女人更甚。每一个女性，都想拥有美丽而姣好的面容。西方白种人以小麦色的健康皮肤为美；东方人以白皙红润为美。但是不论哪种肤色的女人，想必都是以肌肤细嫩光滑、水润富有光泽为美吧，谁也不愿自己的肌肤干燥松弛、粗糙黯淡。

所以说，女人美，"水女人"更美。做女人，就要做一个"水一样的女人"。

那么，怎样才能成为"水女人"呢？

当然，温柔、善良、优雅、慈爱这些优良品质我们这里就不多说了，我们只来说说如何保持女人的皮肤美——如何做一个肌肤水嫩的女人。

不同年龄阶段的女人，皮肤生理特点不一样：15～25岁的阶段为青春发育期，皮脂腺分泌旺盛，皮肤光滑细腻，但由于油脂分泌较多，容易生痤疮；26～45岁是已发育成熟的鼎盛期，在工作和家庭的压力下，女性容易焦虑，久而久之，面部的肌肉开始出现松弛，逐渐出现皱纹；46岁以后，内分泌等各种生理功能较前阶段逐渐减退，皮脂腺分泌减少，皮肤容易干燥，肌肉松弛，出现皱纹。

一般来说，随着年龄的增长，皮肤中弹力纤维的弹力下降，使皮肤渐渐松弛，角质层渐渐地干燥，失去光泽。皮肤的弹性减弱，是衰老的最明显特征。此外，皮肤对营养失调最为敏感，几乎所有营养素的缺乏都可以在皮肤上留下痕迹。女人体内缺乏蛋白质与必需脂肪酸时，皮肤会变得粗

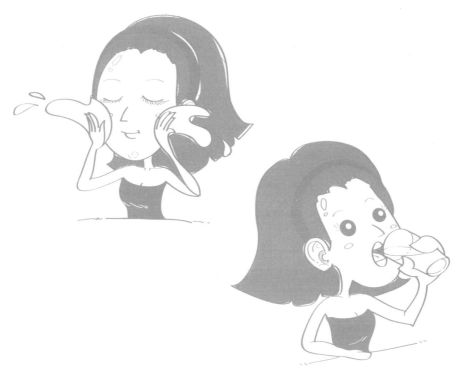

女人补水要内补与外用相结合

糙、灰暗无光；体内缺乏维生素时，皮肤会发干、起鳞屑、长痤疮。

要想保持女人的皮肤美，像水一样的光滑润泽，除了要经常保持良好的心态、快乐的情绪、合理的营养搭配外，更应注意科学地饮水和给皮肤补水。

水可以说是最廉价的美容剂。现在，世界上最新潮的美容就是水美容，内补与外用相结合——内补是要饮用健康水；而外用则是选择弱酸性的、无污染的天然活性水。

如何内补呢？就是要养成主动饮水的习惯，不要等口渴了再饮水。尤其是在空调、沐浴、运动、高温、干燥的环境下，更应主动饮水。因为充足的水分能促进身体新陈代谢，排出身体内不必要的物质及有害的毒素，水扮演着清道夫的角色。如果身体能随时补充适量水分，就能使新陈代谢正常，身体内的血液组织器官功能会趋于健康，青春痘、粉刺也就长不出来了。这种健康是由内而外的。

还有一个好方法是每天早上起来先喝一杯温开水，这可有效促进大肠蠕动，使便秘问题迎"喝"而解，排出毒素。而且，由于每天早上水分充足，会使肌肤的每个细胞都得到滋润，让你拥有水似的肌肤。

至于外补水，则注意要用好水。一般自来水不能作为护肤用水，因为自来水含有很多消毒副产物。有数据显示，皮肤癌与水中污染物的关系密切相关。纯净水虽然偏酸性，但它不含矿物质，属于死水，也不能作为护肤用水。海洋深层水和弱酸性的电解水，是护肤最好的选择。

另外，可以在护肤水中添加一定比例的、具有皮肤营养滋润作用的水溶性皮肤营养保健物质。

喝水会"发胖"吗？

常听人们说：胖的人，喝口凉水都会长肉。这个说法是否正确呢？

其实，这种说法是不正确的。肥胖的主要原因是身体内的一些营养物质过剩，特别是糖和脂肪不能充分代谢，转变为体脂而沉积在体内引起的。

脂肪、蛋白质和碳水化合物都有能量。为了科学地表示饮水量与营养物质的关系，通常以能量为基础，对饮水量进行估测。一个成年人一天摄入的能量一般在8364千焦耳，饮水量至少应该为2~2.5升。饮水不足，能量就会以脂肪的形式存在体内。用最简单的比喻，每摄入1克脂肪，就需要9~10克水才能将它充分代谢，每摄入1克蛋白质需要5~7克水。而如果身体不摄入足够的水，这些营养物质是不会消耗掉的。

喝水减肥要讲究方法

怎样喝水减肥最有效？喝水减肥也要讲究方法。告诉你"4个时段喝水减肥法"，让你轻松瘦下来。

1. 清早时段：喝杯温水清肠胃

一早起床，在吃早餐前先喝一大杯温开水，有助推动肠胃蠕动，令您产生便意，帮大肠来一次大扫除。

2. 午饭时段：餐前饮水减食量

尝试餐前饮一杯白开水，一来可以填饱咕噜咕噜响的肚子，降低饮食分量；二来补充身体所需的水分，加速新陈代谢。

3. 下午茶时段：以一杯白开水代替零食

到了下午茶时间，食欲又要发作了。然而，薯片、曲奇、汽水、可乐、咖啡等都是致肥美食，一个下午茶的热量高过一顿午餐啊。不妨饮一杯白开水代替高热量的零食。

4. 晚餐时段：餐前睡前各来一杯白开水

只喝水的节食瘦身法是不健康的，正确的饮水瘦身法是借摄取蛋白质和蔬菜，以降低对碳水化合物和糖分的摄取量，而且还要慢慢咀嚼。照例是在餐前半个小时来一杯白开水，垫垫肚子，使晚餐不至于狼吞虎咽。而且在晚餐时，最好是先喝汤，有句话说得好："饭前喝汤，苗条健康；饭后喝汤，越喝越胖。"汤里含有丰富的营养元素，有利于身体健康。临睡前一个小时，再喝一杯温开水，以使肌肤在夜里保持滋润。

最后发现，在90分钟内喝500毫升的凉水可以增加能量消耗。每天饭前喝500毫升凉水的人比不喝水的人可多减44%的体重。因此，"喝凉水都长肉"的说法是错误的。

第二节　男性更要多喝水

男性在喝水方面的愿望，往往没有女性那么强烈。其实，男性比女性更需要注意喝水。

男性更应注意喝水

人类在进化的过程中，使得男性和女性看、听、触摸、感知的方式都不相同。

女性脑部的重量比男性轻12%左右，但是脑内的供水速度比男性快0.3倍；男性的血液浓度平均比女性高10%，发生血栓的危险性是女性的两倍；女性的免疫功能高于男性，因此对传染性疾病的抵抗力高于男性；女性的皮下组织分布的神经末梢比男性多15%，所以男性对口渴的感觉比女性迟钝；男性的汗腺数量是女性的1.5倍，比女性更容易出汗，体内的含水需求量高于女性。因此，男性比女性更需要多喝水，更应该养成主动饮水的习惯。

冬季喝水少，易导致前列腺疾病

冬季天气逐渐转冷，很多人在冬季饮水量也逐步减少，却不知喝水少也会导致男性前列腺问题。水喝得少了，人体排尿也就少了，男性尿道得不到正常的冲洗，就容易导致前列腺疾病发病率增高。

这是因为，寒冷天气可以使交感神经兴奋性增强，导致前列腺腺体收缩、腺管和血管扩张，造成慢性充血；慢性充血导致尿道内压增加，严重时可引起逆流；尿道情况的变化加重前列腺液的淤积，导致前列腺疾病发作。所以，天气逐渐寒冷时，受前列腺疾病之苦的男人就增多。

男性要养成适量饮水、规律排尿的好习惯。此外，多吃高蛋白和滋阴补肾的食物，注意个人卫生，补充维生素，加强体育锻炼都是增强免疫功能、提高抗病能力的有效途径。

第三节 婴幼儿时期是人一生喝水量最多的时期

婴幼儿时期是生长、新陈代谢最快、最旺盛的阶段，人体内的水分含量最高，按需水量与体重之比，婴幼儿时期是人一生喝水量最多的时期，尤其是用奶粉喂养比用母乳喂养的宝宝需水量更高。

婴幼儿时期生长发育的好坏影响其一生的健康。对婴幼儿时期饮水的重视程度，及每日饮水数量、饮水质量和饮水方式，都直接关系到婴幼儿的体质和健康。

所以，科学饮水一定要从婴幼儿时期开始抓起。

父母应高度重视婴幼儿饮水问题

以单位体重计算，婴儿的液体交换率是成人的8倍，代谢率是成人的2倍。新生儿的肾脏尚未发育成熟，因此排泄溶质的能力和垂体分泌抗利尿激素（血管升压素）的能力有限。健康足月新生儿的肾小球功能，要到满月才能发育完全。综合这些因素，婴儿不能充分浓缩尿液以保持身体的电解质平衡，因此，更容易发生体液和电解质失衡。

婴儿无论从母乳还是人工乳中所摄入的矿物质，都不能满足其需要量，饮水中的矿物质和微量元素，对于婴儿来讲是至关重要的。另外，由于婴儿的生理特点，每千克体重对水的需求量和吸收率都高于成年人，所以水质和水量十分重要。

如果水中的污染物高，则婴儿对其的吸收率也高，造成的危害性也高于成年人，甚至影响孩子一生的健康。

呕吐和腹泻是婴幼儿常见脱水原因

婴幼儿发生脱水的危险大于成人，而且还可危及生命。因此，了解婴幼儿脱水的症状和体征，并懂得如何应对，对家长和其他呵护者来说十分重要。

呕吐和腹泻，是婴幼儿发生脱水的最常见原因。脱水的症状包括：没有眼泪，皮肤、口舌发干，眼窝凹陷，尿量减少。

婴儿正处于生长发育期，缺水不得，尤其是采用人工乳哺喂的婴儿，更要注意补充水分，以防体内水缺乏而影响发育。

婴幼儿喝奶也要补水

许多家长认为，婴幼儿每天的主食主要是含水量很高的母乳或人工乳，所以并不需要补水，这是错误的观点。

人工乳是一种富含蛋白质、脂肪等多种营养的高级饮品，也是人工喂养婴儿的较理想的代乳食品。蛋白质、脂肪、淀粉类食物在人体内可分解产生水，称为"内生水"。但是，蛋白质的"内生水"与等量的脂肪、碳水化合物相比要少得多，即吃进较多的蛋白质，比吃进脂肪、碳水化合物更需要补充水分。同时，蛋白质产生含氮的代谢产物在排出体外时需要借助水分从尿中排出，所以用人工乳喂养的婴儿体内水分排出也相应多些。

另外，人工乳中含有大量的钙、磷和钠等矿物质，其中钠的含量约为母乳的2倍，肾脏排出钠时也要带走体内一些水分。

若婴儿长期食用人工乳，易使体内水缺乏，影响婴儿的身心健康。所以，婴儿喝奶也要补水。

婴幼儿更应比成人饮好水、健康水

婴幼儿需要从饮水中摄入的矿物质含量比成人高，尤其是锌、钼、铜等微量元素的补充。同时，婴幼儿的胃肠功能发育尚不完善，水中有毒物质很容易进入婴幼儿身体中，而且婴幼儿对外来污染物抵抗力弱。因此，婴儿更应比成人饮更安全、健康和新鲜的水。

在购买饮用水时，注意标签上的微量元素含量。水中矿物质和微量元素是婴儿摄取矿物质和微量元素的重要来源，国外对于婴儿用水的质量标准要求较高，可以用于婴儿的水，在标签上要标明"婴儿用水"。

婴幼儿喝的饮料应该是鲜榨果汁或水煮的水果水、蔬菜水，严禁饮用纯净水。

婴幼儿怎么喝水最科学

婴幼儿的生理特点

婴幼儿期是人一生中生长、新陈代谢最快、最旺盛的阶段。婴幼儿期的生长发育影响人一生的健康。

婴幼儿身体中的水分占体重的75%以上，是人一生中含水量最高的时期。按每日单位体重饮水量计算，也是人一生中饮水量最多阶段。所以科学饮水一定从婴幼儿开始抓起。

婴幼儿生理特点：

· 体表面积大；

· 水转换率更高；

· 排汗器官尚未发育完全；

· 排泄能力有限；

· 表达口渴的能力低；

· 细胞外液比例高；

· 钠和氯水平高；

· 较低的钾、镁和磷水平。

以单位体重计算，婴幼儿的液体交换率是成人的8倍，代谢率是成人的2倍。

婴幼儿饮水的科学指导

婴幼儿比成人更应饮用安全、健康、新鲜的水。婴幼儿身体缺水有诸多危害，严重者可危及生命。所以，正确辨认儿童的脱水症状并迅速采取有效的措施是十分必要的。对父母而言，弄清没有语言能力的婴幼儿是否严重脱水还真是一件不简单的工作。通常，父母通过以下几点观察，便可察觉婴幼儿是否缺水或者脱水：

1. 观察婴幼儿的尿液颜色和小便次数

如果每天小便次数为6～8次，小便颜色清淡不浓，即表示婴幼儿身体不缺乏水分；如果尿液黄浊，小便次数少于6次，表示身体已经缺水了，应及时补充水分。

2. 观察婴幼儿的皮肤、嘴唇是否干燥

如果皮肤上出现大量皮屑、无光泽、嘴唇干燥，表示身体已经缺少水分了。

3. 观察婴幼儿的泪水

如果发现婴幼儿眼睛比平时更加凹陷，哭的时候没有多少泪水或者根本没有泪水流出来，表示身体脱水。

4. 观察头部软骨

如果发现婴幼儿头部中央软骨凹陷很厉害，表示婴幼儿严重脱水。

婴幼儿的饮水量

根据世界卫生组织（1993年）的推荐量，5千克的婴儿每天需要0.75升水，10千克的婴儿每天需1升水。早产儿和用人工乳喂养的婴儿在4周以内对水的需要高于用母乳喂养的婴儿，然后逐渐下降；而用母乳喂养的婴儿在16周以后饮水量逐渐增加直到32周。

婴幼儿饮水不足对身体发育不利，同样，饮水过量对身体也有害处。由于婴幼儿的意识不如成年人，喝水量上比较不容易掌控，容易导致喝水过量。此外，婴幼儿水分的代谢系统功能还没有完善，调节和代谢功能也差，容易出现水代谢障碍，其对身体造成的危害，相对成人有过之而无不及。

婴幼儿补水也是要讲究时间的，在以下这几种情况下，需要注意给婴幼儿及时补水：两顿奶之间，长时间玩耍以后，洗完澡以后，外出时，大哭以后，腹泻之后，感冒、发烧时，炎热干燥的季节。

婴幼儿饮水的选择

太"硬"的矿泉水不适合婴幼儿饮用

由于矿泉水采自地底深处，富含矿物质和微量元素，这些都是人体所需要的营养物质。婴幼儿处在生长发育的关键时期，正需要补充这些微量元素。所以，许多父母都为婴幼儿选择矿泉水，认为这种水是最适合婴幼儿饮用的水。

然而，医学专家却提出了警示：矿物质含量过高、硬度超过500毫克/升的矿泉水，也会威胁婴幼儿健康！

由于婴幼儿的生理结构与成年人有着较大差异，消化系统发育尚不完全，过滤功能相对较差，矿泉水中矿物质含量过高，对婴幼儿来说是一个很大的难题。当婴幼儿直接饮用高矿化度的矿泉水或者用高矿化度的矿泉水冲泡食物时，就很容易造成食物渗透压增高，增加肾脏负担。

对于婴幼儿而言，每升水中的矿物质含量不宜超过100毫克，其中钠要低于20毫克，氟要低于0.7毫克。若超过这个阈值，就可能对婴幼儿的肾脏造成威胁。可见，大多数矿泉水对婴幼儿来说，都显得太"硬"了。雪山冰川矿泉水硬度适中，更适宜婴幼儿饮用。

纯净水太"纯"了，不适合婴幼儿饮用

长期饮用纯净水，会导致孩子缺乏某种矿物质。专家指出，婴幼儿正处于成长发育阶段，钙的需要量30%来自于水，如果长期喝纯净水的话，这部分的钙来源就没有了。婴幼儿长期喝这样的水，不仅不能补充钙、锌

等微量元素，就连体内已有的矿物质也会被纯净水吸收，随着尿液排出体外。

果汁饮料太"甜"了，不适合婴幼儿饮用

果汁饮料中虽然富含多种维生素和矿物质等营养物质，但对于消化系统功能较弱的婴幼儿来说，喝过多的果汁饮料也会影响健康。果汁饮料的有机物主要成分是糖，摄入过多的糖会妨碍其他营养成分的吸收。果汁饮料是高渗液体，它不但不能解渴，而且会越喝越口渴。果汁中大量的糖分不能被人体吸收利用，还极易导致腹泻。所以，对于婴幼儿来讲，果汁饮料太"甜"了，不适合饮用。

此外，一旦婴幼儿养成了喝果汁的习惯，还会抑制食欲，不愿吃奶，导致营养不良，阻碍正常的生长发育。

婴幼儿出生后的头6个月，无须喝果汁饮料。婴幼儿满1岁，才适宜喝少量较中性的天然果汁（例如雪梨汁、苹果汁，以每日25~30毫升为宜），而且，最好是由家长亲手为孩子榨一些纯鲜果汁喝。需要提醒的是，不能让果汁饮料代替一日三餐的正常饮食和饮水。进餐前，父母也不应让孩子喝果汁，否则会影响食欲。

第四节　孕妈妈要给胎宝宝纯净的小海洋

人类的孕期约为280天。怀孕是通俗的称法，科学术语称为"妊娠"。妊娠是指母体内胚胎的形成及胎儿生长发育过程，在妊娠期间，需

要大量的营养素用于母体和胎儿组织的生长和代谢，以及胎儿的储备。因此，孕妇在妊娠期间的科学饮水是非常重要的。

羊水与胎宝宝的发育

从细胞发育理解生命的起源，生命产生于海洋。从个体发育理解，生命依赖于羊水。迄今为止，地球上出现生命已有40亿年。生命最初诞生于海洋。我们人类在母体的羊水中生长就是在重复地球上出现生命的历史。不仅是人类，其他生物体液中离子浓度的结构比例也和海水相似，因此生命的产生与海洋有直接关系。胎儿在与海水相似的羊水中成长，这与在海水中历经漫长岁月发展而来的生物进化过程相同。

卵子与精子结合后的受精卵，在反复进行细胞分裂的同时，从输卵管游到子宫，在子宫内膜着床后开始从母体汲取营养。这时胎盘起到母体子宫壁与胎儿之间媒介的作用。羊水是指怀孕时子宫羊膜腔内的液体。在整个妊娠过程中，它是维持胎儿生命所不可缺少的重要成分。胎儿在羊水中可以免受母体外的冲击，并且可以自由活动四肢。

母体妊娠3个月时羊水容积大概为50毫升，5个月大约为400毫升，7个月时大约为750毫升。

水对胎儿的重要性，怎么讲都不为过。要了解水对胎儿的重要性，首先要弄清以下几个问题。

胎儿怎么"喝"水？

胎儿是通过羊水与母体血浆之间的交换来实现"喝"水的。羊水与母体血浆交换极为频繁，大概一个半小时羊水要交换50%，一天24小时约交换8次之多！

羊水成分一成不变吗?

羊水的成分包括90%以上的水,还有少量的无机盐、矿物质、尿素和脱落的胎儿细胞等。羊水的密度通常为1.007~1.035克/毫升,呈中性或碱性。羊水中的各种化学物质随着妊娠的进展,也相对地发生变化。妊娠前半期羊水澄清,羊水量相对较少,妊娠后期因羊水内含胎儿脱落的胎毛、皮肤细胞和胎脂等物质,略显混浊,羊水量也较多。

羊水对胎儿的重要性是什么?

羊水对胎儿的重要性就像空气、水和营养对我们一样重要。具体表现在:

保护作用

妊娠期间,羊水能缓冲腹部外的压力或冲击,避免胎儿受到直接的损伤。

恒温作用

羊水是恒温剂,能使母体的子宫内温度处于恒温状态,避免因温度波动导致胎儿的肢体发育异常或畸形。

抑菌作用

羊水中还有一些抑菌物质,对于减少胎儿感染有一定的作用。

缓冲作用

分娩过程中,羊水会形成水囊,可缓和子宫颈的扩张。子宫收缩时,羊水还可缓冲子宫对胎儿头部的压迫。

润滑作用

胎膜破水后,流出来的羊水对产道有一定的润滑作用,易于胎儿娩出。

羊水是胎儿的"健康指示剂"

我们能透过羊水了解胎儿的生长情况、健康状况，如通过检测羊水，可诊断胎儿是否发育正常，是否患某种遗传性疾病、是否出现畸形、胎盘功能是否正常、胎儿的成熟度和母子血型是否相配等。

保证每天的饮水量

整个妊娠期间，母体代谢很旺盛，不仅一定要保证每天的饮水量，即每天饮6~8杯水，以防止脱水外，母体的矿物质和微量元素的需要量也会增加。所以，孕妇对水中的微量元素和矿物质的含量也应注意，过多饮用纯净水或蒸馏水，不利于这些物质在体内的蓄积和提供给胎儿，会引起孕妇身体内矿物质缺乏。

注意饮水的安全与卫生

饮水安全，关系到两代人的生命体健康。研究表明，婴儿发生怪胎、畸形与母体饮水的卫生安全，有着直接的关系。自来水因存在二次污染，不要直接饮用，最好经过净化处理。这是因为，如果水中铅含量过高，铅可以通过胎盘屏障而影响胎儿的发育；此外，还有多种污染物都可以通过母体传给胚胎。这些污染物，极有可能会造成妊娠期间胎儿的细胞发生畸变或突变。

少喝含酒精的饮料

整个妊娠期间，孕妇应当少喝饮料，特别是含酒精的饮料，而要多饮水。妊娠期间大量饮酒有致畸的作用。在美国，胎儿酒精综合征每年影响约1200名婴儿。受这种情况影响的婴儿，其典型的特征为生长迟

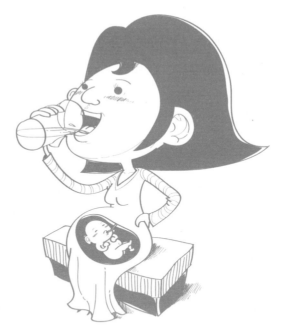

孕妈妈的饮水健康直接关系到胎宝宝的健康

缓，大脑体积特别小，有多动症，特别是影响到数学能力和逻辑思维能力，并且还伴有面部缺陷以及中枢神经、心脏和泌尿生殖系统的畸形，严重影响其生长发育。饮酒还可影响孕妈妈对其他营养素的吸收和代谢。

除了致畸作用外，酒精和其他饮料在体内的代谢均需要消耗水，所以喝饮料越多，对水的需要量就越大，从而降低了各种维生素的吸收，提高了镉的吸收，而镉与酒精的结合会干扰锌和铜的代谢。

控制咖啡因的摄入

研究表明，咖啡、可乐、茶等饮料里的咖啡因可通过胎盘传递给胎儿，并影响胎儿的心律和呼吸。在对动物的研究中表明，大量咖啡因可致畸。中度的咖啡因摄入量可降低婴儿的出生体重，而出生体重与成年后的心血管病的发病率呈负相关。

因此，孕妇在妊娠期间，应避免或限制咖啡因的摄入量。咖啡因的摄入应限制到少于每天300毫克，这相当于2～3杯咖啡、4杯茶或6杯可乐饮料。

第五节　孩子，别把饮料当水喝

学生饮水应注意什么

学生时期，正是长身体阶段，又要学习科学文化知识，体力、脑力负担比学龄前明显加大。他们的体质水平将直接影响到成年后的健康。

按需水量与体重之比，学生饮水比成年人还多。例如一个学生在室外活动时，一天的饮水量至少要保证在2000毫升以上，等同于成年人饮水量。学生在上学前及运动前后应当养成喝水习惯。学生对于水中有毒物质吸收利用率高于成年人，因此在同样情况下，学生受水污染要比成年人严重，所以更应注意饮水卫生和安全。学生饮用水中矿物质含量要比成年人相对高。学生应当少喝饮料，少喝纯净水，提倡多喝天然矿泉水。

学生饮水存在的问题

当前学生在饮水中存在很严重的问题，主要表现为：

1. 喝水量普遍不足，学生常年存在脱水状况，影响青少年生长发育和智力发育。

2. 没有养成主动喝水的习惯。

3. 把喝饮料当成饮水。

4. 学校饮水卫生与安全存在不同程度的问题，尤其是在偏僻的农村，学校饮水安全得不到保证。

新一代青少年爱喝饮料不爱喝水

如今，随着饮食习惯的改变，新一代的青少年偏爱软性饮料尤其是碳酸类饮料，习惯把可乐当成水来喝。一项针对青少年软性饮料饮用现状的调查显示，一些学校8%的初中生每天的"主食"就是碳酸饮料，并且完全代替了水，个别学生的最高日饮用饮料量甚至达到了2500毫升，而普通水、牛奶等这些对人体有益的饮料饮用量却相对不足。调查还显示，家长对软性饮料的危害并无确切认知，有82%的家长缺乏有关软性饮料的相关知识。

我们日常所说的饮料，主要指的是软性饮料，即液体饮料。软性饮料又称为非酒精饮料。目前市场上琳琅满目的饮料，可以分为碳酸饮料（比如雪碧、可乐等）、果汁（浆）型饮料、蔬菜汁饮料、含乳饮料、植物蛋白饮料（比如杏仁乳、核桃乳等）、茶饮料、特殊用途饮料等。

值得注意的是，饮料和平常的饮用水是两种不同的概念，二者既有联系，又有区别。饮料是商品概念，饮用水是必需品概念。饮料是偶尔喝，可喝可不喝，而饮用水是人们每天所必需的。另外饮料特别是功能性饮料不是老幼皆宜，不同的人群应有不同的选择，饮用水则反之。

现在不少消费者尤其是儿童及家长将饮料当成水，其实饮料是不能代替水的，经常喝饮料，往往会使人的身体出现生理性的脱水，长此以往会造成人体免疫功能降低，影响正常的新陈代谢。因为饮料中往往加入很多的营养物质和非营养性物质，包括色素、防腐剂、咖啡因等人工化学添加剂。这些物质进入人体的肠道后，为了消化和稀释这些物质，血液中的水分就会进入肠道，喝大量饮料后，血液的含水量降低，浓度增加，造成身体的脱水。

青少年处于生长发育最为旺盛的时期，研究发现，大量喝饮料能造成青少年出现消瘦或肥胖两种极端现象。因为饮料中多数都有甜味剂、酸味剂，经常喝饮料会抑制人体大脑中的摄食中枢，长期喝饮料易引起青少年厌食，使人产生饱腹感，造成蛋白质、维生素、矿物质等营养物质摄入不足，长此以往会引起营养缺乏症。另外摄入大量的添加剂，而身体又缺水造成这些物质不能有效地代谢出体外，因而在人体内蓄积。例如色素在儿童的体内容易沉着在消化道的黏膜上，不仅影响消化，而且干扰体内多种酶的活性，对儿童的新陈代谢和体格发育造成不良的影响。

美国对100多位贫血的儿童进行调查后发现，这些儿童大量喝饮料，这些饮料中含有大量的果糖，会抑制铁的吸收，而铁会影响血红蛋白的生成，导致了儿童的贫血。此外一些儿童还出现食欲不振、多动、脾气乖张、身高体重不足等现象，这种现象被称为"果汁饮料综合征"。另有调查显示，喝咖啡、茶、奶和酒等饮料的妇女患心脏病的死亡率比喝水的高2倍，经常大量喝饮料的男性罹患心脏病的风险比喝水的高46%。

碳酸饮料不是水，过量饮用危害多

大部分碳酸类饮料的pH为2.0～4.0，且含有添加的蔗糖或其他糖类，如果过量饮用，则可能会引起很多潜在的健康问题，如肥胖、龋齿、膳食营养失衡、骨密度下降等严重影响青少年生长发育的疾病。

比如可乐，其主要成分是糖浆和二氧化碳，热量很高，常喝可乐，除了会引发肥胖，还有可能导致龋齿和骨质疏松、心脏病等。英国《牙科》杂志的一篇报道表明，常喝碳酸饮料的儿童龋齿的发生率增加59%。另外，对儿童来说，可乐里含的咖啡因也是一种有损健康的物质。咖啡因有刺激性，能刺激胃部蠕动和胃酸分泌，引起肠痉挛，常饮咖啡的儿童容易发生不明原因的腹痛，长期过量摄入咖啡因则会导致慢性胃炎。咖啡因能使胃肠壁上的毛细血管扩张，刺激肾脏机能，使肾水流增加，导致儿童多尿，钙排出量随之增多，儿童的骨骼发育因此受到影响。同时，咖啡因还会破坏儿童体内的维生素B_1，引起维生素B_1缺乏症。有数据表明含有咖啡因的饮料会造成青少年焦虑、乏力、行为失当等负面影响。因此，儿童更应该远离咖啡，尽量少喝含咖啡因的碳酸饮料。

功能饮料不是人人都能喝

功能饮料近年来在我国发展势头迅猛，越来越多的饮料打起了提神、醒脑、清热、通便等"功能牌"，抢占饮料市场。功能饮料既有饮料的好口感，又在饮料中加入一定的功能成分，在解渴的同时还增加了调节人体生理机能、增强机体防御力、预防疾病、促进健康等特殊保健功能，因此备受中老年、妇女、少年、运动员以及亚健康等特定人群的青睐。

然而，需要注意的是，功能饮料不是针对普遍人群，只适合于特定人群，饮用者要理性地挑选适合自己的产品。

比如运动型饮料，这类饮料一般含有较高的糖分、水溶性维生素以及富含钠、镁、钾、钙等矿物质的电解质，适合剧烈运动人群及时补充出汗后大量消耗丢失的电解质，能帮助人体恢复体力，保持体液平衡。如果是踢足球、打篮球、跑长跑的学生或运动员，确实可以饮用运动型功能饮料。但服用此类饮料的前提是已经大幅消耗体力、大量流汗，通过补充电解质和维生素以便迅速恢复体能，达到最佳效果。如果人处于静止休息状态，体液本已有足够营养，喝它没有任何效果。老人、小孩都不适合饮用运动型饮料，因为过度补充人体不缺乏的物质，反而会干扰体液平衡。此外，肾衰患者绝对不能服用这种饮料，钠、钾离子的摄入会加重肾脏负担，导致肾病恶化。

又比如维生素饮料，这种饮料可适当补充维生素，对身体有一些好处，但如果补充过多，人体难以排泄，则可能会造成"维生素中毒"。专家提醒大家，维生素饮料的隐患在于，大量进补会扩充机体对维生素的需要量，如果日后恢复正常补充，反而可能导致人体维生素缺乏。此外，维生素饮料为了让口感更好，多半也会添加糖分，所以有糖尿病的患者饮用后会反受其害。如果其中添加了滋补强壮剂，则不适合高血压患者。

苹果醋含有丰富的氨基酸、钙、铁、维生素C、B族维生素，醋可以帮助人体对钙的充分吸收，还能有效降低胆固醇含量、扩充血管和降压，此外，醋还能促进胃酸分泌，改善胃肠功能。这些优点使得苹果醋等促消化类饮料有助于脑血管病患者、中风后遗症患者、高血压高血脂人群、肥胖者、便秘患者以及儿童厌食人群改善自身状况，尤其是深得爱美女性的钟爱。但值得注意的是，如果是患有胃炎、十二指肠溃疡或是胃溃疡的人群，不适合喝这类功能饮料，因为它含酸较高，会进一步对这些人群已处于较弱状态的胃产生不良刺激。

对于凉茶，也需辩证对待。如果不辨体质，一味贪喝，部分人可能会出现十二指肠溃疡等问题。

目前，我国仍将功能饮料与保健食品归为同一范畴，但市面上很多号称具有某些功效的饮料却没有"健字号"。有专家指出，功能饮料的市场进入门槛较低，且监管也不严格，其保健功能和安全性值得怀疑。在市场产品鱼龙混杂的现状下，大家可偶尔挑选一些适合自己身体特质的功能饮料来饮用，但不可将其当作保健品来服用。

主动喝水，随时喝水

许多孩子经常放学一进家门，就"咕嘟咕嘟"灌下一大杯冰水，如果经常如此，那就证明他确实经常处于缺水状态。人感到口渴，实际是细胞已经出现脱水现象，等到口渴时再喝水，体内失水已经严重。所以，在口渴时才喝水，为时已晚。

因此，中小学生应养成主动喝水、随时喝水的习惯。

当饮水不足时，就会导致细胞内脱水，脱水严重就会损伤细胞，尤其是损伤脑细胞。为什么有些学生上课时间长了，就会感到疲劳，精神不集中，除了因为固体营养物质摄入不足或不平衡外，很大程度上和脑细胞脱水有关。因此，学生不但要养成吃早餐的习惯，而且要养成早晨喝水、喝足的习惯。

第六节　运动员"饮"比"食"更重要

科学饮水对提高运动员的竞技能力，对运动员体能的恢复和日常健康都能起到很大的作用。然而，运动营养专家往往只看重运动员的"食"，而忽视他们的"饮",更不知怎样饮。其实,教练员、运动员、营养师都应当重视科学饮水的问题,"饮"比"食"更重要。

运动员水代谢特点

体育运动的目的是使体力(肌肉持久力、爆发力)、技术(敏捷性、灵巧性、适应性)有长足发展。水是生命之源,水也是一切体育运动的最重要物质基础,科学饮水对于提高运动能力,消除疲劳具有重要意义。体育运动时人体的水代谢和物质代谢、能量代谢一样具有强度大、消耗率高和有不同程度缺氧等特点。体育运动和重体力劳动不同,运动训练常集中在短短数小时。影响运动员水代谢的因素较为复杂,主要取决于运动强度、运动密度与持续时间,也与运动员的体重、年龄、训练水平、营养状况和外界环境(尤其温度)等多种因素有关。保持运动员体内水分与矿物质的代谢平衡对获得最大的运动能力具有重要的意义。水分在体内除具有输送养分和代谢废物、组成细胞液、润滑等重要作用外,对调节运动时的体温和保持热平衡也极为重要。剧烈运动时机体产热增加,当环境温度达到人的皮肤温度时,出汗成为调节体热平衡主要或唯一的途径。运动员具有出汗率高、出汗集中在短时间内等特点。运动员的出汗率主要受运动强度的影响。一次大强度运动的出汗可高达2000~7000毫升。1984年奥运会马拉松的比赛中,运动员Abert Salazar出汗流失水分的速度竟达到3.71升/时。如不及时补液常会引起脱水、内环境失调和运动能力受损等。因此,运动员比常人更应注意水的及时补充。

科学饮水不只限于运动员在竞技状态下,而应贯串整个训练时期、恢复时期及日常生活中。运动员经常处于生理应激状态,有时达到生理的极限负荷,由此会引起体内发生一系列变化,例如能量大量消耗;体内储备的糖原被耗竭；体液大量流失；神经和精神活动紧张；氧化还原过程加强；除胰岛素外，肾上腺皮质和髓质等激素分泌均增加；酶和辅酶的活性加强；酸性代谢产物堆积等，可使体内的营养素代谢和需要发生变化。科学实验证实，科学饮水有利于运动时代谢过程和中间反应顺利进行，从而提高人体运动机能，并促进运动后的恢复。

科学饮水，有利于运动技能的提高

运动技能受训练、遗传、健康状态、心理等多种因素的影响，饮水是其中的一个重要因素，合理饮水是健康的基础，合理饮水与科学训练结合，将有利于运动技能的提高；相反，饮水不当，不但降低运动技能，还会影响运动后恢复和健康水平。

运动员在大运动量的情况下，都会大量排汗。排汗是人体的一种自我保护反应，但是人体的大量排汗，会造成机体出现脱水，使一些矿物质元素（如钠、钾、钙等）、葡萄糖和水溶性维生素随汗液流失。如果大量出汗后未能及时补充水，水和矿物质的流失到一定程度时，会出现以失水为主的体内水和矿物质元素的代谢紊乱，此时出汗减少，体温上升，血液浓缩，出现口干、头昏和心悸症状，严重时，会发生休克。大量出汗仅补充水分而不补充盐类和电解质等，同样会出现缺电解质为主的人体水和矿物质代谢紊乱，引发"中暑"。因此，对于大量出汗的大运动量的运动员来说，必须注意同时补充水与电解质。

大量出汗而失水时，体内钠元素也会丢失。因此，运动员在大量出汗时，不仅要保证每天的液体补充，还应注意钠的摄入，警惕发生低钠血症的危险。运动员可在饮用白开水时，在水中加入一些食盐。

人为"节水"
"脱水"不科学

有些按体重分等级的运动项目，如摔跤、拳击、举重等的运动员必须符合一定的体重级别。于是，运动员会在赛前采取饥饿、高温发汗或服用利尿剂等措施来快速减轻体重。

在比赛前如何调整体重，尤其是在短期内降低体重，是很多教练员和运动员关心的事。体操、花样滑冰、跳水等运动员都需要自己的外貌与外形保持完美，不仅力求技术和实力的优势，还力求做到竞技和艺术的完美结合。为达到期望的水准，他们会使用多种减重方法，其中除限制进食量外，更多地采用错误的方法，如采用减少饮水量，人为地达到体内"节水"及"脱水"；更有甚者食用利尿剂、缓泻剂或蒸汽浴让体内快速脱水，从而达到快速减重的目的。

其实，上述各种方法只是让体内的水暂时减少，而没有达到减脂的目的。这种不科学的"节水"与"脱水"的方法，会造成细胞内液和细胞外液的耗损，降低肌肉耐久力和运动竞技能力。长期地限制饮水量，不但达不到减重的目的，而且会增加体内脂肪的沉积，促使肥胖，影响运动员的健康。这些方法在国外已被一些运动专业协会所摒弃。

严禁饮用
纯净水

纯净水（包括蒸馏水）普通人群可以短期或偶尔饮用。但是运动员，不管是训练时期还是体能恢复时期，尤其是比赛时期，一定严禁饮用纯净水。在马拉松比赛过程中运动员暴饮纯净水，造成急性脱水而发生猝死现象，在国内外时有发生。

运动员在运动状态下，尤其是在高温环境下运动时，大量出汗而容易产生"脱水"现象，这时若大量饮用不含有任何矿物质元素的纯净水，更会加速人体的"脱水"。

运动后不可"暴饮"，更不能喝冷饮

剧烈运动后，极容易口渴，有的人就暴饮水或其他饮料。这样会加重胃肠负担，使胃液被稀释，既降低胃液的杀菌作用，又妨碍对食物的消化，而喝水速度太快也会使血容量增加过快，突然加重心脏的负担，引起体内钾、钠等电解质发生紊乱，甚至出现腹胀，心力衰竭等。故剧烈运动后，不可过量过快饮水，更不可喝冷饮，否则影响体温的散发，引发感冒、腹痛或其他疾病。

有的人在剧烈运动后觉得摄入甜食或糖水会很舒服，就以为运动后多吃些甜食有好处。其实，运动后过多吃甜食会使体内的维生素B_1大量消耗，使人感到倦怠、食欲不振等，影响体力的恢复。因此，剧烈运动后最好多吃一些含维生素B_1的食品，如蔬菜、肝、蛋等。剧烈运动后更不能饮酒，此时喝酒会使身体更快地吸收酒精，对肝、胃等器官的危害就会比平时更甚，长期如此，可引起脂肪肝、肝硬化、胃炎、胃溃疡、痴呆等疾病。

可选择饮用运动功能饮料

运动功能饮料是专供给运动员的饮料。运动功能饮料是以葡萄糖、果糖、蔗糖等为提供热量的原料，另外添加促进糖类代谢和消除疲劳作用的B族维生素、维生素E及无机离子钠、镁、钙等补充运动员能量的饮料。其中，无机离子增加了饮料的渗透压，能及时补充人体因剧烈运动而失去的钾、钠、钙、镁、磷等，使人体代谢平衡。

日本开发的一些运动功能饮料，在饮料中主要添加可以提高运动能力的氨基酸，例如精氨酸、亮氨酸、异亮氨酸、缬氨酸等分支链氨基酸。分支链氨基酸有形成肌肉、强化肝功能、恢复肌肉疲劳等作用。在激烈运动中，人体肌肉中的蛋白质会被分解，肌肉中主要的分支链氨基酸会被氧化，而在运动前服用分支链氨基酸可抑制肌肉中蛋白质的分解。因此该产品能有效提高运动员的耐力。

美国开发的可快速吸收营养的运动功能饮料，是以蔗糖为能源，钙、镁、钾离子为电解质，以上成分均易溶于水。蔗糖能在人体消化道中分解为葡萄糖与果糖，果糖能使血液中的血糖浓度维持在较稳定范围，不会导致胰岛素的分泌增加，能使运动员体力持久。运动后肌肉及肝脏中糖原消耗导致疲倦，摄入糖会有效合成糖原，使糖原较快地得到补充，迅速消除疲劳。

第七节　老年人健康饮水刻不容缓

根据国家统计局统计，2015年中国人口平均预期寿命达到76.34岁，比2010年的74.83岁提高1.51岁。分性别看，男性为73.64岁，比2010年提高1.26岁；女性为79.43岁，比2010年提高2.06岁，女性提高速度快于男性，与世界其他国家平均寿命的变化规律相一致。当一个国家或地区60岁以上老年人口占人口总数的10%，或65岁以上老年人口占人口总数的7%，即意味着这个国家或地区的人口处于老龄化社会。中国已经进入老龄化社会。在老年人健康状况方面，2015年中国老年人口中有40.50%身体健康，41.85%身体基本健康，两类合计占老年人口的82.35%;不健康但生活能自理的老年人占15.05%，生活不能自理的老年人仅占2.60%。研究老年人生理特点后得出，饮水与老年人的健康密切相关。

水与长寿

健康长寿是人们追求的目标。世界各地均有很多长寿地区。目前公认的世界上最长寿的地区有日本冲绳、希腊伊卡里亚、意大利撒丁岛、巴基斯坦罕萨、中国广西巴马。

中国通过有关部门认定的"中国长寿之乡"有76个，正在申报的还有很多。申报"中国长寿之乡"有15个考核指标，其中重要的一个硬指标就是百岁及百岁以上的老人占当地人口的0.07‰以上。广西巴马百岁老人为0.308‰。

根据实地考察和科学调研，发现"长寿之乡"具有以下几个共同特点：

1. 远离大城市，交通不便，经济欠发达，污染源少。

2. 生活环境山清水秀，保持原生态生活习惯。

3. 没有慢性病，癌症为零，均为自然死亡。

4. 这些地区百岁老人健康长寿的原因除了自然环境因素及平和的心态、家庭和谐、经常劳动之外，和他们饮用的水质也有关。这些长寿地区的老人祖祖辈辈长期饮用当地天然的矿泉水、山泉水及地下井水，不饮用经过化学处理的自来水，而且很少喝饮料。

经过对众多长寿地区饮用水质的化学、物理及生物等方面的综合评定发现长寿地区的饮用水水源的水质有以下共同特点：

1. 没有污染，不含有毒、有害、有异味的物质。（例如微生物均为零污染，有机物评定指标COD为0.5以下。）

2. 水质所含的成分和特性符合人体营养需要。（例如水中含有丰富的有益天然矿物元素，水的硬度适中、低钠、弱碱性。）

3. 水龄长（均在1000年以上），水分子团小，属天然活性水。长寿地区的百岁老人有良好的喝水习惯，平均每天喝水在15杯以上，而且不饮用饮料和经过化学处理的自来水。长寿地区人群良好的饮水习惯及饮用水的水质特点和当地人健康、长寿、无慢性病有直接关系，这种饮水和长寿关系的探讨为今后制定健康水或优质饮用水标准提供了很好的参考依据。

老年人生理特点

由于人的生长和衰老过程是一个脱水的过程，特别是肥胖者更是如此，所以老年人常处于循环容量不足的边缘状态，一旦出现水、钠的流失，就容易发生休克。另外老年人的排尿功能下降，特别是患有慢性心、肾疾病的老年人，对额外的水分负荷耐受力更差，如果有一些轻微的水及电解质平衡失调等，就会引起老年人的水和电解质的紊乱。同时随着肾功能的下降，导致多尿，尿的稀释和浓缩功能降低，使水和电解质排泄多，如果饮水不足，则容易发生脱水和酸中毒，肾的代偿功能降低，而且很多老年人有不喜欢喝水的习惯。

水是中老年人健康长寿的补药

我们的生命是以细胞的新陈代谢来维持的。水作为细胞分裂、生成、代谢、死亡的主要参与者，是可以自由通过严密的细胞膜进入到细胞内的物质，并不断地更换新的水分到细胞内，从而提高细胞活力。

事实上，人体的衰老就是一个丧失水分的过程。年龄越大，身体就越"渴"，如不及时补水，人体会出现缺水危机。对于上了年纪的人而言，身体内的感觉神经老化，他们对身体发出的一些紧急信息无法及时感知。

比如，虽然口腔内明显唾液不足，但中老年人还是不会感觉口渴，这种迟缓反应让他们无法领悟身体发出的缺水信号。生理学研究表明，中老年人最容易发生体内慢性缺水。就是因为中老年人的血浆肾素和肾上腺素水平呈进行性下降，心钠素分泌增加，进而导致体内钠离子不断流失，使人体对失水的口渴反应减低，若平时饮水不足，极易导致慢性脱水。由于不经常喝水，满足不了身体对水的需求，脱水现象变得越来越严重。长期慢性脱水可导致下面许多疾病发生。

加速人体衰老：皮肤就像一副面具，将人体包裹得严严实实，使我们的身体避免受到外界细菌的侵害。而对于皮肤来说，最大的功臣则是水。我们的皮肤因为有水的作用而显得鲜活。皮肤上有一系列感知冷暖痛感的感受器，这些感受器必须在水的作用下才能发挥功效。如果身体极度缺水，身体的作用机制就会衰退，这种衰退最先以皱纹的形式表现在皮肤上，然后再蔓延到五脏六腑。这就是在同龄的人中，有的人显得年轻，有的人很显老的原因。

诱发慢性中毒：如果中老年人没有及时为身体补充水分，不仅使尿量减少，还会使皮肤功能减退，汗腺分泌减少，进而影响到体内代谢产物的排泄，造成有害物质在体内蓄积，使人体出现慢性中毒。这种慢性中毒的危害相当大，它可损害多个器官和多种组织。

引发脑梗死：血液黏稠度过高是引起脑梗死的重要原因之一。而血液黏稠除血脂异常外，一个主要原因就是体内缺水。中老年人体内水分易流失，其中夜间失水最为严重，这会导致血小板凝聚力和黏附力加强，引起脑梗死的发生，这也是清晨大多数老年人脑梗死发病高峰的原因。

引发心肌梗死：由于中老年人饮水不足会造成全身血容量减少，心脏灌注下降，心肌缺血，心排血量降低，所以很容易造成心肌损害，严重时就会导致心肌梗死。

引发白内障：人眼内的液体含量较高，在机体缺水时会发生生化改变，引起晶状体混浊而导致视力下降。资料表明，发生过急性脱水的老年人，患白内障的概率就会增高。

导致心律失常：通过监测，当血容量明显降低时，可诱发心房颤动，常常会出现头晕、胸闷、乏力等不适症状。临床医生对这类病人曾采取电流电击复律，结果无效，而迅速静脉补液扩容后立即恢复窦性心律，可见，失水是诱发心律失常的原因之一。

患癌症后癌细胞易扩散：让人闻之色变的癌症，癌细胞扩散首先是通过液体进行的，如果水分总是充足的、洁净的，那么细胞也就有了一个健康、清新的生存环境，人体的自身免疫功能就会增强，罹患各种疾病的机会就会减少，癌细胞扩散机会也会减少。可见，中老年人及时为自己的身体补水，使体内保持足量的水分，对健康长寿十分重要。

老人饮水注意事项

老年人一定要记得及时补水，千万不能等到口干再喝水。

老年人在洗澡前后要注意补水，睡觉前应养成喝水的习惯，在半夜睡醒时也要适当地补一些水，以保证每天充足的饮水量，特别是在夏季或在开空调的环境下更要注意补水。

老年人饮水最好少量多次，不宜每次暴饮。

老年人也要警惕饮水过度。如果喝水过多的话，大量低渗液体进入体内很可能引起"水中毒"，对老年人来说后果非常严重。尤其是患有肾病、心脏病的老年人更要注意。

喝茶有益健康，但老年人要有所禁忌，应该讲究"早、少、淡"。早上喝茶好，喝茶要少，茶淡才健康。

　　中老年人最好选择安全、健康的天然好水，例如天然矿泉水、雪山冰川水等，其生物活性要比地表自然水高，与人体细胞里的水十分相似，因而容易通过细胞膜被吸收，促进新陈代谢，增加血液中的血红蛋白含量，改善免疫功能。

　　中老年人不宜长期喝纯净水。如果长期喝纯净水，不仅不能补充钙、锌等微量元素，体内已有的无机盐也会被纯净水吸收排出体外。每个家庭的自来水应进一步净化后再饮用，最好饮用温开水。

　　一般来说，在每日三餐前半小时喝适量的水，可以增加饱腹感，减少摄入的能量，同时也有益于老年人的身体健康。

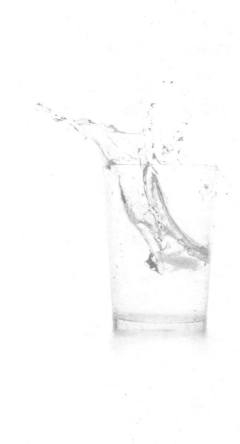

第六章

慢性病患者
更要喝对水

第一节　水与营养障碍

慢性病80%由营养代谢发生障碍引起，无论在国内还是在国外，慢性病发病率呈现上升和年轻化的趋势。营养障碍不仅是吃出来的，而且是喝出来的。我们每天吃的固体食物，在体内消化必须在水存在的情况下才能发生。正常消化代谢过程中水是各种营养物质代谢的溶剂，调节体内的所有生理功能，包括溶解和循环功能。体内所有的酶解和化学反应都是在水存在的情况下进行的。水就像人体内大大小小的河流，当河道干涸了、堵塞了、污染了，河流就会丧失运载航船的能力。

营养物质的消化和吸收均是在酶的参与下完成的。水发生异常后就会影响各种酶的活力。一旦酶活力降低或异常，各种营养代谢就会发生异常。营养代谢发生异常或障碍，就会出现不同症状的营养代谢障碍。

根据世界银行统计，发展中国家人均国民总产值（GDP）由1000美元增至3000美元的过程，正是环境污染日趋严重的时期，现代工业污染无处不在，雨水、地下水、泉水甚至连南极冰水中都发现有农药污染。这些污染会进入人的身体和整个食物链中。居民膳食结构也会发生变化。同时此过程也是诸多营养性疾病的高发期。这些营养障碍引起的多种慢性疾病，包括心血管病、中风、癌症、慢性呼吸道疾病和糖尿病等，统称GDP病。随着经济的发展、社会的进步和人民生活水平的提高，人们的生活节奏日益加快，工作压力越来越大。尤其是上班族，由于过度疲劳而引起的精力和体力透支现象特别严重。加上饮食结构不合理，每日大量食用酸性食物、高热量、高蛋白、高脂肪食物，再加上运动量少、负面心理因素等导致亚健康状态日趋严重。引起各种慢性病逐年增多，而且趋于年轻化。2018年世界卫生组织公布的全世界前十位死亡原因，在2016年全球死亡的5690万例的死亡人数中，有半数以上（54%）由这十大原因造成，即缺血性心脏病、中风、慢性阻塞性肺病、癌症、糖尿病等，其中缺血性心脏病和中风是死亡的最大杀手。按照低收入和中等收入国家的情况看，2011~2025年非传染性疾病导致的累计经济损失将达7万亿美元。在发达国家心脑血管疾病造成的人均健康寿命年损失要比发展中国家高出6倍，癌症高出3倍。世界卫生组织确信"环境极其深刻地影响健康"。在饮用水、环境卫生、个人卫生和水资源管理系统方面进行投资，具有极大的经济意义：到2030年，在世界卫生组织最合算干预措施中投入的每1美元都会产生最少7美元的回报。

第二节　心脑血管病患者：水帮你补充钙与镁

通常人们认为缺血性心脑血管病与遗传有直接的关系，而一些实验表明，人们从饮食中摄入的各种微量元素对其的影响更为重要。英国的调查显示，饮食中钙和镁的摄入量与心脑血管疾病具有负相关关系，即钙镁摄入量越高，心脑血管病发病则下降。1957年在英国的研究发现，饮用软水（当时称为"水性因素"）使得心血管疾病增加，一开始人们把研究的注意力放在了铜、锌、铅等微量元素，后来发现水中的钙和镁可能是最大的影响因素，随着水中钙含量的增加，血清胆固醇的含量降低，低钙水使得铬的吸收和机体保留铬的能力增强，即铬的毒性增强，所以水中钙又是人体的保护元素。

典型食谱中规定每日的营养摄入中钙和镁的摄入量要占人体钙和镁来源的80%以上。人体每日从食物中摄取大约30%的钙和35%的镁，水中摄取的钙和镁占总量的5%~20%。

从1957年以来全世界有超过80个流行病学研究公开报道，水的钙镁含量与心脏血管疾病死亡的风险有关，在标准值之内，钙镁含量较高的水可帮助降低心脑血管疾病，在标准值之上，也就是过硬的水，会增加患其他疾病的风险。

水的硬度

水中所含钙和镁的总量（Ca^{2+}、Mg^{2+}）称为水的总硬度。由于水中阴离子的不同，分为碳酸盐硬度和非碳酸盐硬度。当水中钙和镁与碳酸盐和重碳酸盐结合时，经过煮沸，碳酸钙和碳酸镁出现沉淀，可以被除去，这种盐类形成的碳酸盐一般称为暂时硬度，而一些硫酸盐和氯化物形成的盐类不能用煮沸的方法去除，称为永久硬度。

硬度的单位常见的是用重量浓度来表示（毫克/升），由于硬度并非单一的离子或盐类，必须换算成统一的盐类。这时可以按照换算的原则以CaO或者$CaCO_3$的重量浓度来表示。

另外，一些流行性病学的调查显示，尽管水源地或水中矿物盐的含量不同，只要长期饮用优质矿泉水对健康都非常有益。特别是每天饮用适宜硬度的水可以满足人每日钙和镁的需要。在世界范围内，人们钙、镁的摄入量普遍不足。水中的钙和镁是最好的补充剂，同时硬水可以降低在烹饪食物时其他营养物质的流失。

世界卫生组织2009年在《饮水中的钙和镁对公众健康的意义》中指出，饮用水中钙的吸收率与奶中钙的吸收率相近。

从下页图中可以看出饮水与心脏病、高胆固醇和高血压有直接的关

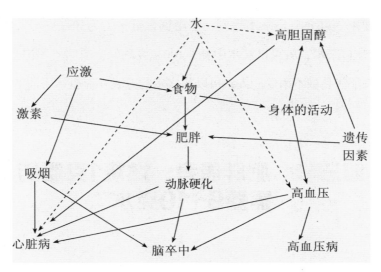

引起心脑血管病的因素模型

注：资料来自Rockett.I.（1994）Population and Healthy：An Introduction to Epidemiology.Popul.Bull.49（3），11.

图中虚线表示抑制；实线表示促进。

系。高胆固醇引起高血压，进一步引起脑卒中和心脏病。饮水量不足和水质过软引起肥胖，造成动脉硬化，引起心脏病和脑卒中。所以人们不要长期饮用硬度接近零的纯净水。

从营养的角度来看，水也是补充钙和镁的最好营养物质来源。美国食品药品监督管理局对于钙的每日摄入推荐量30~50岁的女性为1000毫克。美国人近年来钙的摄入量逐渐增加，在1977—1978年仅达到743毫克/天，到了1995年则增加到了813毫克/天，即便如此，人均每日摄入的钙量依然低于每日的推荐量。水是一种很好的钙的补充剂，特别是在2006年世界卫生组织举办的年会上，有些营养学家推荐人们要多饮用高钙水。

我国每日膳食指南中规定每日每人的钙的摄入量为800毫克，根据中国膳食调查，中国人每日钙的摄入量平均为380毫克，远远低于每日膳食指南的要求。以北京自来水为例，水中钙含量平均为50毫克/升，如果每日饮用2升自来水，就可以从水中补充100毫克的钙。有些不习惯喝牛奶的人，还有那些乳糖不耐受的人，可以用饮水的方式补充机体所需要的钙。

第三节　肥胖患者：燃烧1克脂肪需要9~10克水

俗话说：胖人喝口凉水都长肉，这个说法是否正确呢？肥胖主要是一些营养物质，特别是脂肪不能充分"燃烧"，形成多余的脂肪堆积在体内而引起的。

为了科学地表示饮水量与营养物质的关系，通常以能量为基础，对饮水量进行估测。一个成年人一天摄入的能量一般在8364千焦耳以上，饮水量至少应该为2~2.5升。饮水不足，能量就以脂肪的形式存于体内。脂肪、蛋白质和碳水化合物是人体的三大能量来源。简单来说，每摄入1克脂肪，就需要9~10克水才能将它充分燃烧，每摄入1克蛋白质则需要5~7克水。所以常年喝水不足，使人体经常处于脱水状态，体内脂肪燃烧不足是造成肥胖的重要原因之一。

> 1克碳水化合物↔18.84千焦耳能量
> 1克蛋白质↔23.44千焦耳能量
> 1克脂肪↔39.35千焦耳能量

肥胖与水

通常人们认为导致肥胖症发生的主要原因是遗传因素、个人行为因素和环境因素三方面共同作用的结果，事实上，大脑对饥饿和干渴的感受错位，从而导致体内能量代谢失衡是肥胖症发生的根本原因。

我们人体每日摄入的肉、蛋、奶、蔬菜和水果等食物，在体内经过消化后，分解为甘油和脂肪酸、氨基酸和糖类。营养素在分解的过程中需要水的参与，同时伴随着能量的产生。能量是提供我们活动的基本物质。我们身体的血液中含有90%左右的水分，充足饮水可以使得血管的血容量充盈，血液流动顺畅，给身体各部分提供的氧气和各种营养素充足，这时身体消耗的能量就多，能量被身体充分利用后，就不会以脂肪的形式沉积在体内。

大脑消耗的糖分占人体总消耗量的20%左右，其余的糖分被身体利用或者以脂肪或蛋白质的形式储存在体内。水分充足时，大脑对糖分的利用效率高，糖分的分配也处于合理状态。身体缺乏水分后，大脑也无糖分可用，大脑饥饿便促使人体大量摄入营养，能量也在身体相应的部位蓄积，最终出现肥胖症。

肥胖与咖啡因

有的人认为咖啡里面含有水分，可以有补水的作用，事实上，咖啡因在生理学上是一种脱水剂，大量摄入咖啡因的后果是，身体混淆了缺水感和饥饿感，于是本该喝水却大量进食，结果体重增加。

减肥与补水

德国《临床内分泌学和代谢》杂志报道，男性每日喝两杯以上的水可以消耗更多的脂肪，建议每天喝8～10杯水，每杯水为240毫升左右。研究还发现，人们摄入1克的碳水化合物，需要3克的水才能代谢出去。因此每日摄入的水量不足，人体长期处于微脱水状态，身体的新陈代谢速度减慢，中年以后就容易出现代谢性的疾病，例如肥胖、高血压、高血脂、糖尿病、痛风以及肾结石等。

上面谈到肥胖症是因缺水所致，水是减肥时必不可少的。身体脂肪大量蓄积后，要想让脂肪减少，就得靠燃烧脂肪的脂肪酶来分解过剩的脂肪。脂肪酶靠水的运输才能到达身体各处。因此补充水分越多，脂肪被分解的可能性越大，反之就会越小。肌肉的活跃也与脂肪酶作用的发挥密不可分，换言之，肌肉的活动量越大、活动时间越长，脂肪酶的活性越强，对脂肪的分解就越多。由此，多喝水再配合大量的肌肉运动是减肥的上策。

我们都知道人肾脏的基本功能包括排出身体中的毒素和维持身体水平衡，当人体脱水时，身体内大量的毒素不能从尿液中排出，则进入肝脏来进一步分解和储存。以能量为例，我们摄入的营养素在身体内转化为能量后，如果不能充分利用，则在肝脏内转化为脂肪的形式，如果每日摄入的水分不足，肝脏内储存的脂肪越来越多，就形成了脂肪肝，肝功能会受到影响，代谢能力会降低，从而引发各种慢性病。因此只有每日喝足量的水，才能提高肝脏的分解代谢功能，从而减少脂肪肝的发生。我们都知道肥胖是大多数慢性病的根源，只有充足饮水、适当的运动和良好的营养才能维持我们人体的健康。

第四节　便秘患者：水是肠道的润滑剂

便秘是人们生活中常见的一种症状，现代人中有80%的人都受便秘困扰，便秘是指排便不畅、费力、困难、粪便干结且便次太少。在正常的情况下，人每天排便的次数大多为1~2次。而患有便秘的人每周才3次，严重者长达2~4周才排便1~2次。还有一些人每日排便次数很多，但排便困难，排便时间每次可长达30分钟以上，粪便硬如羊粪，且数量极少。从医学角度来看，便秘不是一种具体的疾病，而是环境的影响。水能将营养和被身体吸收的残留物从体内排出，如果身体里没有足够的水或是补水不及时，使本应该排出体外的废物在体内长时间地停留，就会变成有害物质。而排便时会向身体借水，这时体内的水分已经不足，就会促使大便更加干燥，导致排便困难。我们一再强调水是身体的润滑剂，具有排毒、润肠、软化干燥大便的功效。而大肠作为粪便排泄的主要通道，必须保持水分充足。

第五节　腹泻患者：多喝水以防脱水

许多腹泻患者往往有这样的担心：多喝水，会不会让腹泻更严重？

正常情况下，消化道里的大部分水分会被大肠黏膜吸收，消化过的食物残渣变成半固体状的粪便排出体外。而当大肠内的黏膜遭到破坏时，它对水分的吸收功能就会大大减弱，或者由于肠内外的渗透压发生改变，导致过多液体流入消化道，迫使肠胃蠕动加快，使消化道内的食物残渣含水量过高。发生腹泻时，大肠无法吸收水分，水分被大量排出，引起体内脱水的现象。

发生腹泻时，可适当地补充流失的水分，如可以尽量强迫自己喝2000毫升以上的水。需要注意的是，这时不能饮用纯净水，应喝一些电解质丰富的水。必要时，也可注射生理盐水，加速体内水分的吸收，可以避免脱水的危险。

第六节　痛风患者：喝水可促进尿酸代谢

痛风病患者主要是由于血中的尿酸浓度增高，痛风石（也叫尿酸结晶）增加并堆积在组织中，从而引起红、肿、热、痛等发炎症状。若痛风病人每天能饮用大量的水，就可促进尿酸排泄，预防血液中尿酸值过高。因此，多喝水已被视为痛风患者不可忽视的保养方法。

啤酒是富含嘌呤的饮料，痛风病人应尽量减少饮用啤酒。过多饮酒，一方面，在体内产生大量乳酸，阻止尿酸排出。另一方面，酒精是高热量物质，大量饮用，导致热量过剩，尿酸生成增加。

尿酸偏高或痛风患者每天至少饮用2500毫升以上的水，要维持每日2000毫升的尿量，用来帮助尿酸代谢。患有痛风病的人建议在早晨起床后就喝下500毫升的水，白天可每隔3～4小时饮用1杯水，晚上睡觉前要养成饮水习惯。

第七节　高血压患者：切忌喝盐水

目前，很多人都认为，晨起喝淡盐水有利身体健康。于是，有的高血压患者在起床后，也有喝杯淡盐水的习惯。专家指出，这种做法是不科学的。

患有高血压的人晨起喝淡盐水不但没有好处，反而会加重病情，危害健康。医学研究认为，人在整夜睡眠中滴水未进，且呼吸、排汗、泌尿却仍在进行中，这些生理活动都要消耗体内许多水分。早晨起床时，血液已呈浓缩状态，如果此时喝一定量的健康水，可以很快使血液得到稀释，纠正夜间的高渗性缺水。

但是，喝淡盐水反而会加重高渗性缺水，令人感觉口干舌燥。而且，早晨是人体血压升高的第一个高峰，喝淡盐水会使血压更高，这对正常人都是有害的，对原本血压就很高的高血压患者就更加危险。

建议高血压患者清晨补水应选择20~25 ℃的净化后的温开水，千万不要喝淡盐水，不论含盐量多少都不能起到保健的效果，只会危害健康。

高血压是一种与气候变化密切相关的疾病。在炎热的夏季，高血压患者常常会感到头昏脑涨，浑身难受，有的病人还容易诱发脑梗死。所以，在夏季，高血压患者要补充足够的水分，即使感觉不太渴时，也要注意喝水。出汗过多时，更应及时补充水分。无糖尿病的患者可加大新鲜水果的摄入量。有糖尿病的患者，应以清茶或凉开水为主。

中风易发生在清晨，有研究认为，这与夜间缺水有关。所以，高血压患者在半夜醒来时适量饮点水，可降低血液黏稠度，有助预防血栓形成。

为了能及时补充水分，建议高血压患者随身带上瓶装水，以备随时饮用。另外，为夜间准备的凉开水，一定要放在有盖子的容器里以保证水质。

第八节 糖尿病患者：控制喝水很危险

糖尿病患者常有口渴、喝水多的表现，于是就有一种错误的观点，认为患糖尿病后应该控制喝水。这是不对的。喝水多是糖尿病患者体内缺水的表现，是人体的一种保护性反应，患糖尿病后控制喝水不但不能治疗糖尿病，反而使病情加重，可引起酮症酸中毒或高渗性昏迷，是非常危险的。

因此，糖尿病患者不但不能限制饮水，还应适当多饮水。因为糖尿病患者胰岛素绝对或相对不足，处于高血糖状态，会刺激下丘脑的渴感中枢而致口渴，饮水后可使血浆渗透压下降或恢复正常，起到降血糖的作用，使患者不再口渴。如果限制饮水，就会加重高渗状态，对病情非常不利。控制多尿，要从控制高血糖入手，而不能控制饮水。

那么，糖尿病患者每天需要补多少水呢？专家建议，糖尿病患者也应像普通人一样，每天平均需要2500毫升水，饮食中有部分水，还有1600～2000毫升水要靠饮水供应。糖尿病患者可选用的饮用水有白开水、淡茶水、天然矿泉水等无糖饮料，而不宜饮用含糖饮料如可乐、雪碧及纯净水等。

此外，在摄入蛋白质食物多、锻炼强度大、出汗多、沐浴等情况下，都应适当多喝水。

糖尿病患者饮水充足有利于体内代谢毒物的排泄，有预防糖尿病酮症酸中毒的作用，在酮症酸中毒时更应大量饮水。此外，糖尿病患者喝水可改善血液循环，可预防老年患者脑梗死的发生。

不过，需要注意的是，当患有严重肾功能障碍、尿少、水肿时，要适当控制饮水。

第九节　术后和卧床病人：多饮水防尿路结石

许多长期卧床的病人因怕给家人增添麻烦，故尽量减少喝水量。殊不知，小便次数减少，会增添尿路结石的新烦恼。

尿路结石与久卧在床、饮水少有关。长期卧床，体内尿流不如站立时通畅，而从尿中排出的废物会减少，如果饮水太少，尿液也就会随之减少，废物的浓度就会增高，从而容易形成微小结石。尿流不畅，还容易诱发尿路感染，尿液中的细菌也可促使结石形成。

长期卧床，肠蠕动减少，也是便秘的诱因之一。需长期卧床休息的病人，只要病情允许，就应多饮水以增加尿量。

第十节　帕金森病患者：应多喝矿泉水及淡茶水

帕金森病，又称震颤麻痹，是中老年人最常见的中枢神经系统变性疾病。帕金森病是一种神经细胞退行性疾病，病人对营养和水分的消耗都较大，如果不能及时补充将会加剧病情的发展。

因此，医学专家认为，帕金森病患者出汗量大，应该多喝水，最理想的饮料是富含无机盐和微量元素的矿泉水和淡茶水。

据研究发现，帕金森病患者多喝淡茶水将有利于缓解病情，因为茶水中的多酚类能给神经细胞提供很强的保护作用。

另外，帕金森病患者除了要多喝水外，还要注意合理膳食和营养均衡。

第十一节　泌尿系统疾病患者：水帮助清洁尿道

人体的肾脏、输尿管、膀胱和尿道受到细菌感染而发炎，分为"急性膀胱炎"和"急性肾盂肾炎"。前者为尿道、膀胱发炎，表现为下腹部疼痛。后者是炎症已上行到输尿管和肾脏，主要症状为腰部疼痛。据研究，小分子团的水代谢力强，能加速排尿。

所以，患有泌尿系统炎症者应每天大量饮用天然、纯净、富有矿物质的活性水，排尿量保证在2500毫升以上，对消炎大有好处。

第十二节　肝病患者：应多喝水

患有肝病的人，新陈代谢功能就会衰退，有害物质的排泄也会降低。水可以促进新陈代谢，加速代谢废物的排泄。若想预防肝病，平时就要养成科学喝水的习惯。由于罹患肝病的人，全身的细胞会失去活性。因此，为了抑制肝病的恶化，可以摄取有助于活化细胞的水。研究表明，天然冰川矿泉水能增强细胞增殖力，对预防肝病十分有效。

第十三节　关节疼痛患者：缺水的表现

人体所有骨骼的末端都有一个叫作软骨的保护层，与骨骼相比要软一些，含水量也多，软骨中的水分具有润滑作用，可以使相邻的骨骼末端相互滑动。如果软骨中的含水量减少，润滑作用也就降低，死亡的软骨细胞就会增多，当死亡的软骨细胞总量超过新生细胞的总量时，就会产生关节痛。可见，关节疼痛亦是缺水的表现。一旦感觉到关节疼痛，就应该多喝水，以保持关节内的正常含水量，提高关节内水调节的效率。

第十四节　这些疾病患者应该控制饮水量

胃溃疡患者在服药时应控制饮水量

某些治疗胃溃疡的药物，如硫酸铝、氢氧化铝凝胶等，因其特殊的起效方式，服药时不仅不能多喝水，甚至不能喝水，否则会降低药效，失去其治疗作用。

医师认为，这类药物多被制成混悬剂，进入胃中会变成无数不溶解的细小颗粒，像粉末一样盖在受损的胃黏膜上，这样胃黏膜才能免于胃酸侵蚀，慢慢长出新的组织把溃疡面填平，恢复其原有功能。服用这类药物时，喝很多水就会稀释药物，使覆盖在受损胃黏膜上的药物颗粒减少，保护膜变薄，失去治疗作用。

建议服用治疗胃溃疡的药物时，只需用水把药片送服下去即可，不能再多喝水。有的胃药甚至只需直接嚼碎吞服，无须喝水，如果想喝水，应在服药半小时后，等保护膜稳定或起到药物作用时，再适量喝水。

尿毒症患者在透析期间应控制饮水量

由于患有尿毒症的人所处环境的特殊性，尿毒症透析病人每日摄取的水量是需要严格限制的。而且，每日摄水量还应该包括食物、水果中所含有的水分。

心脏功能衰竭患者应控制饮水量

对于心脏功能衰竭患者而言，喝水要有所控制，这是因为水进入人体后，在肠内被大量吸收，使血液变稀，血量增加，心脏的工作量也会相应增加。这对正常人来说算不了什么，但对心脏衰竭的病人来说，不健全的心脏就将难以承受了，以致病情更加严重。

再者，心脏衰竭的病人会因肾脏血流与灌注功能不正常，无法使身体内水分顺利排出，容易产生全身水肿。如果摄入过多的水分，就会增加心脏负担，甚至诱发低钠血症，出现恶心、呕吐、全身抽搐、昏迷等危险情况。所以，建议心脏功能衰竭患者在喝水时，最好采取少量多次的喝水方法，不可一次喝过量的水，以免给心脏造成负担。

青光眼患者应控制饮水量

青光眼患者大量饮水后，由于大量的水分被人体吸收可使眼球内的房水随之增多。正常人可通过加速新陈代谢加以调节，排泄多余的房水，而青光眼患者由于滤帘功能障碍，房水排出异常，导致眼压上升，这是青光眼患者最忌讳发生的现象。

所以，专家提醒，青光眼病人应控制喝水量，一般每次喝水不要超过500毫升。如果一次喝水过多，就会导致血液稀释，血浆渗透压降低，使房水的产生相对增多，导致眼压升高，使病情加重。

烧伤病人不要喝纯净水

一般情况下，皮肤大面积烧伤后，体液就会从创面大量外渗，致使血容量下降，水分减少，使病人感觉口渴。病人口渴感越严重，就表示其伤情越重。按照医学理论要求，烧伤后口渴时，不能给病人喝纯净水。其原因在于，烧伤后，体液流失的同时，体液中的钠盐也会一起丧失。如果此时单纯地给病人喝纯净水，血液就会被稀释，进而导致血液内的氯化钠浓度进一步下降，使细胞外液的渗透压降低，最后引起细胞内水肿，出现脑水肿或肺水肿，也就是"水中毒"，严重时可危及病人生命。所以，这时千万不要给病人喝纯净水，而应该适量喝含盐的运动饮料。

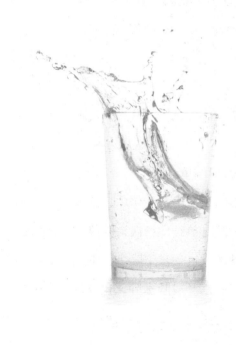

第七章

旅行、运动、灾区，补水要跟上

第一节　运动锻炼者补水要跟上

在日常的运动锻炼中，身体的水分散失比平常大，故应在锻炼前后注意科学补水、及时补水。

在锻炼前1小时，即应先补1～2杯水，以防锻炼时水分流失太多。若此时尿量不足或尿液颜色很深，则运动前半小时应该再补充1杯水，以维持体内足够的水分，体内循环会比较好。

运动中，则不鼓励喝太多水，以免造成身体不舒服。此时水量的补充只要避免脱水即可，通常大约每20分钟补充100～200毫升，如果尿液颜色深，则再多喝一点。

需要注意的是，因为运动中流汗多，体内的钠离子容易流失，水分再多也无法停留在血液中，容易出现虚弱、无力、电解质不平衡等问题，严重时甚至可能虚脱、神志不清，所以，可以适度补充运动饮料，不可喝纯净水，也可以在水中加入少量盐，或吃一点有咸味的点心、零食。

运动过程中还需要注意的是，如果运动时间超过1小时，就应该喝些淡盐水，每升水里加0.11～0.15克盐，并将水温控制在15～22 ℃。运动时有很多钠离子随汗液排出，淡盐水则能及时补充流失的钠离子，防止出现血钠症等不适反应。

运动后，最重要的是恢复体内流失的水分与电解质的储备。此时的饮水量，要视水分的流失程度而定，喝水喝到不觉得口渴、尿液颜色正常即可。但要注意的是，心血管疾病患者运动量不会太大，所以即使是运动后，水分的摄取也要注意适量，且应慢慢喝，才不会增加心脏血管的负荷。

运动后注意别喝太凉的水，也别喝可乐类饮料，而要喝电解质饮料。运动饮料中含有少量糖分、钠、钾、镁、钙和多种水溶性维生素，以补充运动中身体所失及所需。

第二节　乘飞机：空中补水有讲究

乘坐过飞机的人都知道，飞机起飞不久，空中小姐就会把果汁、咖啡、矿泉水等饮料送到每位乘客面前。为什么呢？这是因为，人在空中很容易引起体内缺水。飞机舱内湿度小、干燥，加压舱里的空气循环差，容易流失水分。乘坐飞机及时补水，对身体是大有裨益的。

然而，面对各种各样的"水"，该喝什么却十分讲究。

长时间空中旅行，如摄入太多的咖啡因和酒精会出现过度兴奋，引起失眠、焦虑，加重缺水，使人疲惫不堪。茶水有利尿的作用，喝多了反而会缺水。就果汁而言，如果是现榨的鲜果汁还可以，它含有多种维生素和矿物质，但是飞机上的果汁多数是加工处理过的，其维生素和矿物质的含量非常有限，而且还含糖、色素和防腐剂。人体在缺水时会有很多不适的反应，而此时喝大量的人工制造果汁不但不利于体内存水的状态，且果汁中的防腐剂"山梨酸钾"等可能还会引起哮喘慢性病人病症的复发。因此，即使喝果汁也不要超过总饮水量的40%。

碳酸饮料中含有大量的色素、添加剂、防腐剂等物质，这些成分在体内代谢时需要大量的水分，可乐等饮料含有咖啡因，有利尿的作用，会促进水分的排出，这就是为什么喝碳酸饮料会越喝越渴。另外，由于饮料中含有糖和蛋白质，又添加了不少香精，饮后不易使人产生饥饿感，不但起不到给身体"补水"的作用，还会降低食欲，影响消化和吸收。

乘飞机最好是喝矿泉水，因为矿泉水中含有天然的钾、钠、钙、镁等多种矿物质，吸收后能及时补充人体因脱水而导致的电解质丢失。虽然纯净水也是白水，但是，由于它没有电解质的成分，补水效果不如含有电解质的水。

第三节　户外：不宜乱饮山泉水

人在野外活动，对水的需求量要大于平时，水对于人的重要程度甚至要超过食物。保证在户外喝到干净的水，无论对于人的身体本身，还是户外活动的质量都至关重要。

须注意防止脱水

在野外行走，要注意防止脱水。一般而言，野外行走者在夏天每天流失的水分近7000毫升，所以大量补水是非常重要的。防止脱水的方法：运动前饮用约500毫升水。运动期间维持每15～20分钟饮用250毫升的水量。人身处高海拔的地方需要更多的水分。

同时，还要避免喝酒、咖啡与茶。

不是所有的山泉水都适合饮用

很多人来到野外，看见了貌似干净的山泉水，就张开大口咕咚咕咚喝个没够。这种做法是非常危险的，因为并不是所有的山泉水都适合饮用，很多看似清澈的泉水很可能因为污染而含有一些寄生虫卵、病菌或其他微生物。就算是有些源头活水没有经过污染，但也可能含有一些重金属盐，大量饮用会引发腹泻、呕吐等疾病。

通常在户外，除了部分的泉水源头和深井水可直接饮用外，通过其他途径取得的水，最好都经过处理后再饮用。

如果水源的水质比较好，把水煮开是最经济的一种处理方式。若采用这种方式处理水，一定要让其沸腾10分钟以上，这样能杀死几乎全部的病菌和寄生虫卵。煮沸的水最好让它沉淀几分钟后再饮用或装入容器，这样水中的一些杂质能沉淀下来。如果海拔超过3000米，因为大气压的关系，水即使沸腾也很难达到消毒的作用，所以在这种情况下，这一最经济的处理水的方法失效。

在没有其他净水物品的时候，如果有食醋也可以拿来一试。在初净化过的水中倒入一些醋，搅匀后，静置30分钟便可饮用。

第四节　出门带水壶，环保又健康

在这个到处都充斥着可乐、矿泉水、橙汁的时代，出门自带水壶，可能要被一些年轻人笑为"落伍"、跟不上时代潮流。殊不知，不知从什么时候开始被大家遗忘的"水壶岁月"，又在一些发达国家时兴起来了，人们出于健康和环保开始自带水壶出门，兴起了一股轰轰烈烈的"水壶复兴运动"。

在美国旧金山，大量瓶装水被逐出市场；在日本，那些带水壶出门的人，可以到一些指定商店免费加水；在英国，越来越多的人背上水壶走天下……

自带水壶好处多

自带水壶的好处很多，健康显然是一个重要因素。由于多数饮料中的主要成分都含糖，喝多了，容易转换成脂肪，囤积后造成肥胖，糖尿病患者更应该加以注意。此外，大部分的能量饮料中都含有大量的咖啡因和一种名为牛磺酸的氨基酸，这两种物质都会对心脏功能和血压造成影响，长期喝这些饮料会使血压上升、心跳加快，从而对有高血压和心脏病的人造成危险。如果长期用饮料代替水，还可能造成厌食与厌水，导致营养缺乏，易患感冒、龋齿、牙周炎等。

而自带水壶出门，喝自己带的水要健康得多，因为随身带着水壶不但可以时刻提醒你"该喝水了"，以保证完成每天喝6～8杯水的任务；它还可以让你不以口渴为名，买可乐等热量很高的饮料。如果不想喝白开水，您也可以自制些蜂蜜水或茶水，总之要比外面买的饮料健康得多。

当然，"水壶复兴运动"的兴起，还有环保方面的原因。美国华盛顿环保组织曾算过这样一笔账——美国人每年要喝掉280亿瓶瓶装水。这么多塑料瓶只有20%得以回收，其余的80%，即多达每天6000万个都作为垃圾填埋了。这些塑料瓶通常是用石油中提炼出来的聚乙烯对苯二甲酸酯制造的，约需150万桶石油，足够10万辆汽车用1年。英国塑料瓶回收率也只有10%，大部分瓶子只能填埋，需450年才能降解。

基于这两方面的原因，一场"水壶复兴运动"正在很多发达国家中兴起。比如在美国，旧金山市市长曾发布行政命令，禁止在市政府办公场所使用瓶装水，而饮用全国最纯净、最安全的自来水（旧金山的自来水质量上乘）。这一号召也得到了其他地区的响应。与此同时，政府和一些环保组织也大力倡导人们出门带水壶。在一些特定场合，如商场、健身房、图书馆，水壶都成了一种时尚。纽约布鲁克林的艺术家茉尔还设计了一款上面印有"我爱纽约自来水"字样的水壶，作为推广喝自来水的宣传品。而在法国，著名设计师皮尔·卡丹甚至还亲自设计了一些水壶，以鼓励人们多喝水，使水壶成为了一些城市的"流行文化"。

英国可以说是瓶装水大国，市场上销售的瓶装水品牌有250多种。不过，认识到瓶装水对健康和环境的危害，加之英国的自来水能直接喝，一些自来水公司就免费派发了数十万个印有本公司标志的水壶，让民众用其装自来水出行；部分地方政府开会时不再提供瓶装水，而改饮自来水；部分餐馆向顾客提供免费自来水……但也有环保组织担心，瓶装水在西方失宠后，会大举进攻发展中国家，因此它们呼吁发展中国家也要提高自来水标准，从源头上战胜瓶装水。

在日本，为激起人们对水壶的热情，一个名为"关注地球计划"的机构联合了30多家店铺，免费为自带水壶上街的人加水。同时，一些水壶制造商还纷纷推出新设计的水壶，并亲切地称之为"我的水壶"，让人们感到这水壶只属于自己。此外，日本各地的茶叶店也在免费为自带水壶的顾客提供新沏的绿茶，这显然也是在倡导人们的健康环保新理念。每年5月下旬夏天将至时，大阪一些小学的校长就会写信给家长，告诉他们，"是该带水壶的时候了"。调查发现，95%的大阪小学生会带水壶上学，这都值得我们深思与学习。

第五节　地震等灾区：勿饮来源不明的水

地震发生后，水源易发生变质和受到污染，因此，灾后应注意食品和饮水安全。

勿饮来源不明的水

地震之后，食品生产原料和设备易受污染。震后交通不畅使食品运输困难，远距离或长时间运输常使食物变质。救援食物来源广泛，品质参差不齐。因此，灾后应加强食品安全卫生的监督，尤其医疗救援部门应对本部门生产、分发的食品进行严格控制，同时注意选择救援食品，避免选择不易保存的鲜肉类、含水量较大的非定型包装类食物，并加强教育，防止食物中毒。

地震期间，供水系统中断，饮用水源可能因垃圾、化学毒物等受到污染。因此，医疗系统应做好卫生检疫，不符合标准的可选择自行处理和消毒，或依靠水车供水。灾区百姓切勿饮用来源不明的水。

未经消毒处理的水不能饮用

哪些水可以做饮用水呢？

供水站提供的水，瓶装饮用水，一体净化水设备生产的水，当地未受动物尸体、腐烂植物、粪便等污染的干净水源（河、湖、水库、小溪、水塘、井、泉）中的水，烧开后可以直接饮用，或者投加专用饮用水消毒片或消毒剂后再饮用。此外，水质混浊，但未受动物尸体、腐烂植物、粪便等污染，投加政府发放的净水剂后沉淀出的上层清水烧开后或者加饮用水专用消毒片或消毒剂后的水，也可做饮用水。若在这些水源都无法获取的情况下，可以临时用干净容器收集雨水，净化及烧开后饮用。

需要注意的是，既未加消毒剂、片，又未烧开的水不可以做饮用水。在矿山、冶炼厂、化工厂、化肥厂等设施周边和下游的水源，不能直接用作饮用水。

储存水应每周更换一次

饮用水必须储存在结实的塑料、陶瓷、铁、铝容器内，在每个容器内都要加入消毒片、消毒剂，并盖好放在干净、干燥、通风、避光的地方。所有的容器都要写明取水地点和时间。避免盛水的容器与有毒有害物质接触，如杀虫剂、农药、汽油等。

储存水应该每周更换一次。

在震区若发现有干净水源时，要派专人严格保护，并密切监视上游水质变化情况，发现颜色变化、有异味、有漂浮物等异常情况立即报告，并立即停止使用。

不应在水源地周边100米内搭建临时避难点，也不应在水源周边150米范围内设置临时生活垃圾堆放点、临时厕所、临时粪便坑。在水源周边500米范围内，也不应临时堆放、掩埋医疗垃圾和动物尸体。

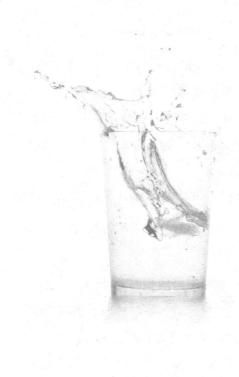

第八章

水疗胜过
长生药

第一节 水疗是什么疗法

水疗又称SPA。狭义上是指以水为媒介，利用人与水的接触，使水中的一些成分渗透到人体中，以达到美容美体、养生保健的目的。随着时代的发展，人们不断赋予水疗更新的方式和更丰富的内涵。现在广义上的水疗还包括芳香按摩、沐浴等，主要透过人体的五大感官功能：听觉（疗效音乐），味觉（花草茶、健康饮食），触觉（按摩、接触），嗅觉（天然芳香精油），视觉（自然或仿自然景观、人文环境）等，达到身体、心灵全方位放松，将精、气、神三者合一。

水疗法是从模拟母体环境衍生而来的。日本专家率先做了实验，发现母体孕育胎儿的环境是一个非常奇特的环境，因为经过进一步分析研究得知母体内的羊水属小分子团水，是生命与自然的融合，没有其他比这更适合生存的空间了。日本将这一方法延伸到生活中，并取得了很好的康复效果，成为了21世纪最新的保健疗法。水疗法对人体的作用主要有温度刺激、机械刺激和化学刺激。按温度可分为高温水浴、温水浴、平温水浴和冷水浴等；按使用方法可分为浸浴、淋浴、漩涡浴、倾射浴、喷射浴、气泡浴等；按所含药物可分为碳酸浴、松脂浴、盐水浴和淀粉浴等。水疗时按病情需要来决定所浴的温度、方法及药物。如高温全身淀粉浸浴、矿泉浴也属水疗，但偏向于疗养学范围。临床常用浸浴治疗植物神经功能失调、神经官能症、全身性皮肤病、关节炎等，漩涡浴主要用来治疗运动功能障碍、神经系统疾病，淋浴、喷射浴、冷水浴多用于增强体质。除此之外，还有一些疗法是现在尚无法定义和分类的。

水疗，就是利用不同温度、压力和溶质含量的水，以不同方式作用于人体以达到防病治病目的的方法。在人类历史上，用水来进行治疗由来已久。比如公元前500年欧洲就有文献记载，海水可以治疗人类一切疾病。古希腊人相信，海水具有清洗恶性肿瘤组织与刺激神经的效力。罗马帝国时期，寻常百姓便以水疗法医治从宿醉到精神错乱等各种疾病。16世纪，法国国王亨利三世更利用海水治疗皮肤病。此后，医学专家经过不断探索研究，通过精密科技检测，以水疗净化人体，预防、治疗各种疾病。

现代水疗法中主要的疗法有冷水浴、热水浴和冷热水交替浴。洗几分钟水温低于大约15.6 ℃的冷水浴，具有健身作用。浸入冷水中时皮肤的小血管收缩，之后又扩张，这时会明显感到温暖。热水浴的作用正好与之相反，开始时血液集中于皮肤并刺激汗腺，之后身体感到凉爽。用冷热交替刺激，会引起血管扩张和收缩，这样有助于减轻血管充血和组织的炎症。

水疗用的水，有温泉水、海水、自来水等。温泉水的种类主要有：单纯温泉、碳酸泉、食盐泉、钙泉以及硫黄泉等。海水对健康有非常正面的效果，由于海水含有基本的矿物质及元素，如钙、磷、氯、钠等离子，可以活化活体生命细胞，在34~38 ℃的恒温条件下，可刺激血液及淋巴的循环作用。而且，两种系统的平衡，具有解毒及活化细胞的作用，同时亦具减压之功能。

自来水虽然比不上海水及温泉的功能，但忙碌一天，即使是泡个普通的热水澡，也可让人身心舒坦。

水疗最普遍应用于预防特殊疾病，例如心脑血管病与对抗疲劳。由于人体内部所有器官都与皮肤上反射区域保持互动关联，因而水疗的水床在治疗过程中便可产生安抚的效果，由此减少人体脑部与脊髓的血液总量。

为了特定治疗的目的可组合不同的水疗程序，以达到预期的目的。

水疗法的历史

水疗法作为大众化治疗的方法始于1829年，当时一个澳大利亚的农场主文森特在自己的庄园开放水疗法以满足人们的需要。在同世纪，有两个英国工人，在此影响下，把这种水疗法传到了德国。

有一个叫约翰·佛洛耶的医生，受到邻居温泉疗法的启示，开始调查冷泉洗浴的历史，并在1702年出版了一本名为《远古与现代的冷泉洗浴》的书，这本书在短短的几年内再版了好几次，用事实证明冷泉内服与外用的治疗效果。水疗法的著作还包括利物浦的詹姆斯·柯里博士所著的《水对治疗发烧辅助疗效的医学报告》，这本书在1797年出版后很快被翻译成德语。

水疗法盛极一时，首次到达一个科学的高度。曾获诺贝尔化学奖的德国物理学家和放射化学家哈恩，在其著作中对水疗法表现出了极大的热情，并在社会上到处宣传水疗法。1804年德国安斯巴赫教授再版了这些书并扩展了水疗法对治疗所有疾病的疗效，推动了水疗法的繁荣。在德国、法国和美国，水疗院也如雨后春笋般地建立起来。

德国柏林的基尔和瑞士的巴塞尔分别在1860年和1870年间用冷泉治好了腹部的斑疹伤寒症，由威尔逊·福克斯医生将此疗法引进英格兰。在佛朗哥—德国战争中，冷泉沐浴又被大规模应用于用奎宁的黏合进行高烧的治疗。

一般应该在7～10天进行一次水疗。

目前，流动式水疗法与水中穴道按摩是最有效也最流行的。人体在水中肌肉完全放松，强有力的水可以射向人体任一部位进行按摩，对于减压、瘦身都助益匪浅。而以柔和的漩涡水流进行漩涡浴，可治疗关节及结缔组织损伤和某些神经疾病。

冲洗疗法以射流及喷雾进行水疗，方式很多，包括高压冲射淋浴，脉冲喷头淋浴，细密如针的喷雾淋浴等。以此法做局部治疗比全身沐浴有效，但幼儿不宜使用。

水疗的适应证比较广泛，如高血压病、血管神经症、胃肠功能紊乱、风湿和类风湿性关节炎、痛风和神经痛、神经炎和慢性湿疹、瘙痒症、银屑病、大面积瘢痕挛缩、关节强直、外伤后功能障碍、手足冰冷、皮肤不好、精力不足、糖尿病、中风后遗症、内分泌失调、各种妇科疾病、心脑血管疾病、亚健康恢复等。

心肾功能代偿不全、活动性肺结核、恶性肿瘤和恶病质，身体极度衰弱和各种出血倾向者，都不宜采用水疗法。若在水疗过程中出现面色改变、头晕、头重、耳鸣、眼花等症状则应暂停水疗。

第二节　热水泡脚，胜吃补药

"食补不如水补"说的是水内服（喝水）的营养保健功能，然而水的"外用"也同样能给人体健康带来不少益处。比如用热水泡脚，就能够起到很好的理疗保健效果。我国医学典籍记载："人之有脚，犹似树之有根，树枯根先竭，人老脚先衰。"早在几千年前，中医就很重视对双足的锻炼和保养，并运用足部泡脚按摩（足疗）来防病治病。

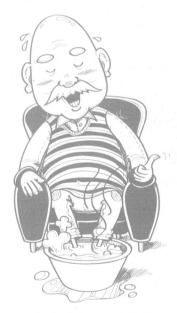

正如古语中说的那样："热水泡脚，胜吃补药。"若每天用热水泡脚15分钟，就能发挥很好的保健作用，健康长寿与您相伴。

热水泡脚，胜吃补药

每天泡脚，永葆青春

中医保健理论中记载："一年四季沐足：春天洗脚，开阳固脱；夏天洗脚，暑理可祛；秋天洗脚，肺润肠濡；冬天洗脚，丹田湿灼。"这正是对中药足疗功能的形象概括。

清代有位总督晚年有一养生秘诀："晨起三百步，睡前一盆汤。"晨起三百步，是指晨起去户外散步；睡前一盆汤，就是临睡前用热水洗脚。这位总督健康地活到92岁才仙逝。

用热水洗脚，不但可以防治感冒、气管炎、耳鸣耳聋、消化不良、便秘、腿静脉曲张，还有消除疲劳、加深睡眠等功效，还可以去除脚臭，对预防真菌、细菌感染及皮肤皲裂都有较好作用。

边泡脚边搓脚效果好

热水洗脚的水温以40～50℃为宜，要边洗边加热水以保持水温，每次约15分钟。脚出盆后要用干毛巾轻快地搓擦按摩脚趾和掌心，其催眠助睡效果会更佳。洗脚时水量以淹没脚的踝部为好，双脚浸泡的同时可用手缓慢、连贯、轻松地按摩双脚，先脚背后脚心，直至发热为止。如能长期坚持，不仅有保健作用，对神经衰弱引起的头晕、失眠、多梦等症状均有较好的疗效。

经常泡脚、搓脚，不仅睡得香，而且白天工作精力旺盛。建议睡眠不好的人，可以试一试热水泡脚和搓脚的方法。

在水中加点中药，效果更佳

冬天，女性的脚经常是冷冰冰的，整夜都不热和。女性可以在洗脚时，在水中放点干姜或樟脑，樟脑会很快在热水中溶化，泡后脚会发热，对改善脚凉很有效。

另外，当归、桃仁、苏木、川椒、泽兰叶制成足疗液，能让你的脚上皮肤变得柔嫩美丽。脚上皮肤干燥的人，可以试试用桃仁、杏仁、冬瓜仁、薏苡仁熬制的药水兑入热水里洗脚。脚累脚疼者，可以用透骨草、伸筋草、苏木、当归、川椒熬制的药水洗脚。

这些材料在中药房里很容易买到，而且价格便宜，熬制时先用大火煮开，然后小火煮5～10分钟，取汁即可。不用每次现熬现用，可以一次多熬制一些，用容器装好，每天洗脚时取一些兑入水中就行。

若在泡脚时加入浴盐，还能有效地促进血液循环，提高泡脚效果，对身体产生良好的健康促进作用，其有效的清洁滋润成分具有更好的洁净效果，可以充分溶解足部产生的代谢废物，保持泡后肌肤的滋润光滑，防治脚汗、脚气，舒缓身心紧张，增添生活情趣。

第三节 泡温泉为何能治病

我国是世界上温泉资源最丰富的国家之一，同时又是最早开发利用温泉的国家之一。许多人都知道泡温泉是可以防病治病的，但是为什么温泉水会具有如此神奇的功效，可能多数人就不太清楚了。

古人很早就懂
得泡温泉治病

"一道出遥岑，潺湲古到今。雪天声泻玉，月夜影摇金。岁旱施功大，民疴被泽深。浮丘与轩帝，仙迹可追寻。"这是北宋进士凌唐佐所写的《黄山汤泉》，诗中记述了中国人文始祖轩辕黄帝曾在黄山汤泉浸泉七日，皱纹消除，返老还童，最后黄帝在黄山羽化成仙的传说。这是流传于上古时代的一个美丽传说，其真实性当然无从考证，然而在更早时期的文献《周易》里曾记载了轩辕黄帝当时"观乎天文，以察时变；观乎人文，以化成天下""通其变，使民不倦，神而化之，使民宜之"的记载，由此断定在轩辕黄帝时代中国已经开始利用温泉，使民众在劳作之后恢复体力，这是极有可能的。

春秋时期的教育家、思想家孔子在《论语·先进》中记载："暮

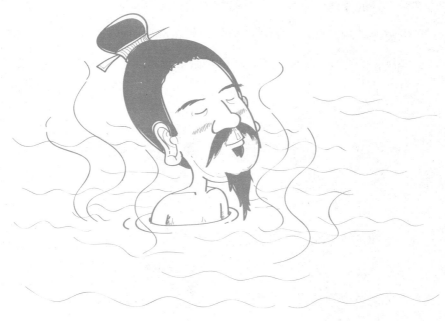

轩辕黄帝在泡温泉

春者，春服既成，冠者五六人，童子六七人，浴乎沂，风乎舞雩，咏而归。"浴乎沂，意即在曲阜以南的沂水中泡浸温泉，可见孔子也是中国温泉文化最早的倡导者与实践者之一。

在北魏《水经注》中记载的温泉共有31处，其中12处可以疗养。难能可贵的是，在这部中国最早的水文专著中作者按温度的不同将温泉分成5个等级，依次为"暖""热""炎热特甚""炎热倍甚""炎热奇毒"。如"炎热特甚"可以将鸡、猪等动物的毛去掉，"炎热倍甚"能使人足部烫烂，"炎热奇毒"的泉水可以将稻米煮熟。此外，在《水经注》里多次提到"大融山石出温汤，疗治百病""温水出太一山，其水沸涌如汤"等，从这些文献资料当中都可以断定在北魏时代，温泉已经开始被人们发现与利用。

温泉水从哪里来？

温泉是从地底涌出的天然热水。但是，温泉到底是怎么形成的呢？

具体说来，温泉的形成，主要有两种原因。一种是地壳里面的岩浆作用或是火山爆发时产生的，因为有些火山爆发后，就变成了不会再爆发的死火山了，地下还有没冷却掉的岩浆，会不停地冒出热气。如果热气很集中，再加上有缝隙的含水岩层，水就会因为热变成了高温的热水，而且还会有蒸汽。这种原因所形成的温泉叫作硫黄盐泉，又叫作硫黄泉。

另一种是地面水渗透的循环作用产生的，就是雨水下到地面时，往地底下渗透，变成了地下水。但是地下水受到地壳里面的热气影响就变成了热水，当热水温度变高，就会冒出地面形成温泉。这种原因形成的温泉大部分出现在山谷中，叫作碳酸盐沉淀温泉。

不同的国家，对于温泉的定义，标准稍有不同。例如日本的温泉法规定，温泉泉源的温度为25 ℃以上；意大利、法国、德国等欧洲国家的温泉泉源的温度是20 ℃以上；美国是21 ℃以上；南非则是25 ℃以上。

泡温泉为何可以防病治病？

温泉自古就被人们用来作为水疗及养生的天然资源，但是不同的泉水中含有不同的矿物质，对各种病症的疗效也不同。例如：碳酸泉对神经衰弱、慢性疾病、慢性膀胱炎等有所帮助，但对胃溃疡、胃酸过多、下痢却有不良反应；硫黄泉对慢性关节炎、神经痛、糖尿病有良好的物理治疗作用，但对肺结核、下痢也有不良反应。

那么，泡温泉为何能防病治病呢？这跟温泉水中所含的矿物质有关。

国内不少的温泉是含丰富矿物质的高热优质医疗矿泉水温泉。温泉水中的硫化氢可改善皮肤血液循环及组织营养，还能杀灭细菌和寄生虫，对多种皮肤病如疥、癣、慢性湿疹、瘙痒症、神经性皮炎等有治疗作用。

有的温泉水为酸性或弱碱性硫磺泉，对神经痛、皮肤病、贫血、关节炎具有良好的治疗作用。

一些含碳酸氢钙、碳酸氢钠的温泉水，可对皮肤有抑制分泌、消炎、脱敏的作用，能扩张毛细血管，促进血液循环。而含偏硅酸盐的温泉水，可以软化血管、抑制心血管疾病的发生以及抗衰老等。

有的地下水流经含有镭的岩石产生"镭水"。在自然界中，"镭水"很少，它具有促进新陈代谢、调节五脏六腑、灭杀病毒细菌、防治皮肤病等保健作用。氡是镭在衰变过程中产生的弱放射性气体，能溶解于水中，当地下水流经含镭的岩石时，水中就会含有氡气，此泉即为氡泉。氡泉的治疗作用是利用氡在衰变时产生的阿尔法粒子的强电离作用，当含氡的矿泉水被饮入体内后通过血液分布到各组织中，其作用为促进内分泌，加快细胞的代谢，分解血液中多余的胆固醇和毒性物质，并排出体外，促进血液循环。因此对多种老年性疾病、慢性病等疗效显著。有些人因氡气有致癌作用而担心，但这是指在室内长期高浓度地吸入氡气，但一般的氡温泉则无证据证明能影响人的健康。

用温泉水洗浴时，温泉水中的化学物质呈阴、阳离子状态，有些可能透过皮肤进入机体，有些则直接作用于皮肤感受器，以调节机体的功能，对心血管机能，如血压、心搏出量、循环血量、微循环等均有一定影响。如此一来，温泉水就具有了防病治病的功效。

哪些人不宜泡温泉？

需要注意的是，并非人人都适合泡温泉。下列患者就不宜泡温泉。

急性疾病患者，包括急性肺炎、支气管炎、扁桃体发炎、中耳炎或正在发烧的急性感冒等。

心脑血管疾病者也不宜泡温泉。因为温泉的温度较高，可使人体大量出汗、心跳加快，心脏耗氧量增加。

一些糖尿病患者在血糖控制较好的情况下，可以泡温泉。但如果血糖值不稳定，在温泉中会容易出汗，引起血糖的变化。而注射了胰岛素的糖尿病患者，泡温泉会使胰岛素吸收加快，加重糖尿病。

营养不良或虚弱者不适合泡温泉，因为这些人群泡温泉会刺激新陈代谢，导致身体加速衰弱。

第四节　科学用水，洗出健康

前面我们说过："热水泡脚，胜吃补药。"其实，还有很多这样的民间谚语"冷水洗脸，美容保健""温水刷牙，牙齿喜欢"等等。在日常生活中，如果能够科学用水，就能洗出健康来。

冷水洗脸，热水泡脚

每天早上用冷水洗脸，有预防感冒的功效。在冷水洗脸的过程中，冷水的刺激既可改善面部的血液循环，又可改善皮肤组织的营养结构，增强皮肤的弹性，消除或减轻面部皱纹，还可以预防感冒、鼻炎，对神经衰弱的神经性头痛患者也有益处。

而到了晚上，睡前用热水泡脚，既可"按摩"足部穴位，解除疲劳，又能起到防病治病的作用。这是因为，脚在人体最下部，属于人体末梢，在热水的浸泡下，血管扩张，局部的血液流动加快，从而增加了下肢营养的供应。所以冬季坚持用热水洗脚，对冻疮有一定的预防作用。患有失眠症和足部静脉曲张的人，每晚用热水泡脚，能减轻症状，易于入睡。

温水漱口，适温洗澡

如果经常给牙齿以骤冷骤热的刺激，则可能导致牙龈出血、牙髓炎或其他牙病的发生。科学家通过研究认为，用温水刷牙，有利于牙齿的健康。反之，长期用凉水刷牙，就会出现"人未老，牙已老"的结局。

实践也证明，35 ℃左右的温水是一种良性的口腔保护剂，用这样的水漱口，既利牙齿，也利咽喉和舌头，还利于清除口腔里的细菌和食物残渣，会使人产生一种清爽、舒服的口感。

而和洗脸、洗脚比起来，洗澡是使全身皮肤保持干净、增进身体健康的措施。洗澡的效果与水温很有关系，应该根据洗澡目的、季节和洗澡人的身体状况，选择温度适宜的洗澡水。

一般人洗澡的主要目的是清除皮肤表面的污垢。热水温度可在38~40 ℃（手伸进水的感觉是略有点烫）。

有些时候，人们洗澡的目的是消除疲劳，获得一种清爽和舒适的感觉。还有些人，因为身体状况不好（比如心肺功能不佳、皮肤烫伤等），不太适宜洗热水浴。这两种情况，洗温水浴较为理想。温水浴的水温一般在34 ℃左右，水温比皮肤温度略高，但比体温低，用手试，稍觉得热，泡进去后，觉得不冷不热。一般皮肤病的药浴，也以选用温水为宜。

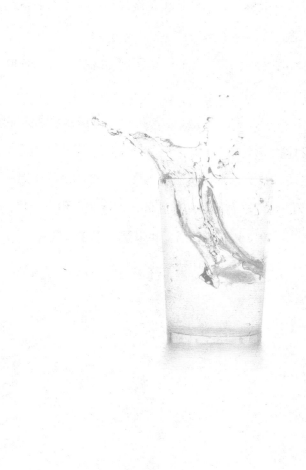

第九章

慧眼识水

第一节　了解自己喝的水

生命离不开水，我们天天都要喝水，可是，您了解自己喝的水吗——偏酸还是偏碱？安不安全？受没受污染？尤其是现在市场上五花八门的水，它们都带有些什么功能？哪些水能喝，哪些水不适合自己？

也许有的人要说："水就是水，能解渴就行，管那么多干吗？"此言差矣！水与我们的健康息息相关，可千万马虎不得。不了解自己所喝的水，不但可能会损害健康，甚至可能会危及生命。尤其是一些疾病的患者，更应该对自己所喝的水做到了然于心。

那么，就让我们来好好地了解一下水吧！

水是什么？

水是自然界中最常见的液体，无色、无味、无嗅、透明。古代哲学家们认为，水是万物之源，万物皆复归于水，所以一直把水、火、气、土当作4个基本元素，由它们构成世界上的一切物体。直到1784年，英国科学家卡文迪许才用实验证明水不是元素，而是由两种气体化合而成的产物。1809年，法国化学家盖吕萨克测定，1体积氧气和2体积氢气化合，能生成2体积水蒸气。后来的科学家便定出了水的化学式：H_2O。

在地球的表面，有71%被水所覆盖着。但在这71%的水里，大部分的水都是海水，是不能直接饮用的。其中一小部分是淡水，只占总水资源的2.33%，而能够供人体饮用的淡水却只接近0.03%。这样看来，我们能够直接饮用的水还达不到全部存水的万分之一。了解到这些，你不难发现，今天水危机有多么严峻。我们经常见到公益广告里说"地球上最后的一滴水，就是我们自己的眼泪"，就是警告我们要珍惜地球上的淡水资源。

那么，地球上的这些水又是从哪里来的呢？

早先人们认为水是地球所固有的，当地球从原始太阳星云中凝聚出来时，这些水便以结构水、结晶水等形式存在于矿物和岩石中。以后，随着地球的不断演化，轻重物质的分异，它们便逐渐从矿物和岩石中释放出来，成为海水的来源。例如，在火山活动中总是有大量水蒸气伴随岩浆喷溢出来，一些人认为，这些水汽便是从地球深部释放出来的"初生水"。然而，科学家们经过对"初生水"的研究，发现它只不过是渗入地下，然后又重新循环到地表的地面水。况且，在地球近邻中，金星、水星、火星和月球都是贫水的，为何唯有地球拥有如此巨量的水？

经过进一步研究，一些科学家提出，地球上的水，至少大部分不是地球固有的，而是来自天外——由撞入地球的彗星带来的。科学家们从人造卫星发回的数千张地球照片中发现，在图像上总有一些小斑点，每个小黑斑存在两三分钟，面积约2000平方千米。科学家们认为，这些斑点是一些由冰块组成的小彗星进入地球大气层造成的，是这种陨冰因摩擦生热转化为水蒸气的结果。据此估算，每分钟约20颗小彗星进入地球，若其平均直径为10米，则每分钟就有1000立方米水进入地球，一年可达0.5立方千米左右。那么，自地球形成至今46亿年中，估计已有23亿立方千米的彗星水进入地球。

奇妙的是，地球表面71%是水，人体内有70%是水，如此相似，这难道仅仅是宇宙中的一种巧合吗？

第二节　饮用水的分类

饮用水依据水源、水质、加工包装、功效等不同，分类方法也很多。饮用水常规分类可见下图。

饮用水的分类			
	按自然属性分	天然水	矿泉水、山泉水、冰川水、海洋深层水等
		人工造水	自来水、纯净水、蒸馏水、离子水等
	按供水方式分	集中式供水	自来水、城镇、农村供水等
		分散式供水	管道二次供水、小区自动售水机等
	按补水来源分	来自地下水	矿泉水、山泉水、井水等
		来自海洋	海洋深层水、海水淡化水等
		来自冰川	冰川水、冰川泉水等
		来自空气	水蒸气等
	按包装形式分	非包装水	自来水、管道二次供水等
		包装水	瓶装水、桶装水、袋装水等
	按人体营养需要分	安全水	自来水、纯净水、饮用净水等
		健康水	天然矿泉水、天然冰川雪水等
		功能水	富氢水、海洋深层水、医疗矿泉水、能量水等

饮用水的分类

饮用水按包装可分为两大类，主要依据为是否有包装；包装水为利用瓶、桶、袋等包装物来运输水至消费者手中，非包装水指的是通过管道，把饮用水送至消费者。我国包装水主要依据其水质、来源、加工特点以及包装物对饮用水进行分类。非包装水通常是指自来水。对自来水进行二次深度处理，因设备的规模及服务的人群，又分为管道二次供水、小区自动售水机和家庭净水器。管道二次供水的设备、自动售水机以及净水器统称为水质处理器。

按人体营养需要，饮用水可分为 3 种，即安全水、健康水和功能水。所谓的安全水是指那些干净水，没有污染、无毒、无有害物质，符合国家饮用水标准的水，例如自来水、纯净水、饮用净水等。健康水俗称好水，指在满足人体基本生理需要和维持生命的基础上，长期饮用可以改善、增进人体健康和生理功能，提高生命质量的水，天然矿泉水、天然冰川雪水等均属于健康水，作为大多数人的日常饮水，在饮水量上可以不加以限制。功能水又称医疗饮用水，例如医疗矿泉水、富氢水、海洋深层水、能量水等。作为医疗饮用水有以下饮用特点：对某些疾病有辅助疗效，但不能夸大为有治百病的作用。在水种的选择和饮水量上要根据自身的身体状况和需求，并在医生或营养师等专业人士的指导下科学饮用。所以人们常说维持生命选安全水，提高生命质量选健康水，改善受损生命用功能水。

水的安全与健康是两个不同的科学概念，安全水是健康水的基础和首要条件，不能称为健康水，健康水又不同于医疗用的功能水。安全水和健康水在饮水量上不需要进行控制，而医疗用水的饮水量要加以控制。

随着国家经济飞速发展，人们不再局限于吃得饱、穿得暖的基本要求，对于自身健康和安全的意识普遍提高，不仅希望喝上符合国家标准的安全饮用水，更希望喝上对自己健康有益的水。同时我国消费者的经济承受力也随着经济的发展而有所提高，有能力的消费者愿意花费更多的费用来改善自己的饮水水质。下图是依据饮用水水源、水量及水质特点对水进行的分级。

饮用水水源分级

一级：来自无污染水源的高海拔天然雪山冰川矿泉水，矿物质含量丰富均衡，资源珍稀，满足人体健康饮水需求，提升生命质量，为优质天然矿泉水，水质符合国家饮用天然矿泉水标准。

二级：普通天然矿泉水，含有矿物质，给消费者带来健康、便利。水

饮用水水源的水量与水质分级图

（中国居民饮水指南图）

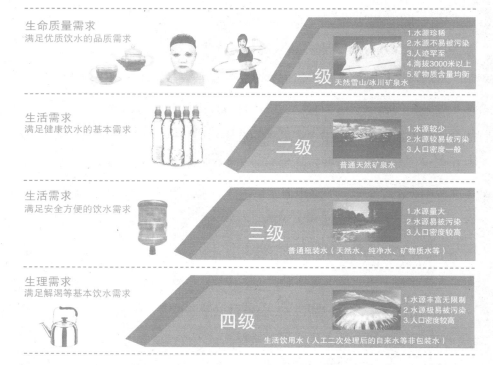

生命质量需求 满足优质饮水的品质需求	一级 天然雪山/冰川矿泉水	1.水源珍稀 2.水源不易被污染 3.人迹罕至 4.海拔3000米以上 5.矿物质含量均衡
生活需求 满足健康饮水的基本需求	二级 普通天然矿泉水	1.水源较少 2.水源较易被污染 3.人口密度一般
生活需求 满足安全方便的饮水需求	三级 普通瓶装水（天然水、纯净水、矿物质水等）	1.水源量大 2.水源易被污染 3.人口密度较高
生理需求 满足解渴等基本饮水需求	四级 生活饮用水（人工二次处理后的自来水等非包装水）	1.水源丰富无限制 2.水源极易被污染 3.人口密度较高

国家发改委公众营养与发展中心饮用水产业委员会 北京公众健康饮用水研究所共同发布

资源相对较多，无污染或微污染，水质符合国家饮用天然矿泉水标准。

三级：水源较丰富，可能微污染或轻度污染，加工工艺较复杂，以满足日常饮水需求。水质大部分属于饮用净水。

四级：经过人工处理的非包装水，水源丰富，轻度污染或污染。属于安全水的范畴，满足消费者基本生理需求。

以上分级所涉及的水的种类，均属于中国居民常见饮用水类别，除此之外，还有一些通过小区自动售水机、家用净水器等对自来水进行二次深度处理的饮用水。

瓶装水发展

瓶装水属于包装水的范畴。瓶装水具有悠久的历史，最早可以追溯到公元2世纪，高卢人和罗马人开发了法国的维希矿泉水。18世纪60年代二氧化碳的发现导致了含气水的面世，出现了人工含气和纯天然的含气水，这时候在欧洲不同的国家对含气水命名了不同名字，最常见的名字是苏打水。到了19世纪，瓶装水的范围进一步扩大，出现了柠檬水、啤酒，以及其他风味的软饮料，从此人们习惯地将含有糖、二氧化碳气和其他风味的瓶装水称为饮料，而将不含这些物质的称为瓶装水。到了20世纪30年代可口可乐、雪碧等含糖饮料的出现，含糖、含气、含有风味的饮料逐渐占领了大部分市场份额。美国2015年首次瓶装水的销售额超过了饮料。

1856年法国制定了一项法律，声明某种水源的水可以宣称为"有益公众健康的水"，这是第一次"天然矿泉水对健康有益"的说法获得了法律层面的认可，致使天然矿泉水和泉水在欧共体的指南中起到关键性的作用。1980年7月欧共体发布了两个指令，一个是"饮用水指令"，另一个是"矿泉水指令"。2009年重新制定指令，其中更详细地规定了瓶装水的定义、开采条件、允许的处理、微生物标准和检测方法。并且详细地规定了瓶装水的包装和标签的要求。还带有一些附件，其中包括认可、开发和营销方面的详细规定。随后其他国家陆续出台结合本国具体情况的瓶装水标准。

在20世纪80—90年代，食品法典委员会与联合国粮食及农业组织、世界卫生组织联合制定了两个标准，一个是矿泉水标准，另一个是瓶装/包装饮用水通用标准。这两个标准于2001年进一步修改。

我国《饮用天然矿泉水》标准成形于1987年，在2008年修订，于次年实施。从20世纪90年代饮用纯净水面世，同年饮用纯净水出台了两个标准。那时我国瓶装水市场出现了百花齐放的局面，出现了太空水、纯净水、矿物质水、弱碱性水、富氧水等等。最具有代表性的是农夫山泉和怡宝的标准门事件催生我国2014年制定的《食品安全国家标准　包装饮用水》，凡是不符合饮用天然矿泉水标准的瓶装水应执行该标准。

第三节　自来水是否是"安全水"

经常会听到一些人对家中的自来水表示种种的疑惑和顾虑：

——我家的水喝起来涩涩的，而且还有一股怪味儿；

——才出差几天，回家后打开水龙头，流出的水都是黄黄的；

——自来水只要一烧开，上面准浮着一层白霜，水壶、暖水瓶用不了几天就结了厚厚的水碱，很难清理；

——我家住高层塔楼，用的是楼顶贮水箱的水，到了夏天，这里简直成了细菌繁殖的温床，这样的水，谁能放心喝呀！

……

自来水的安全问题，关乎广大老百姓的身心健康。自来水究竟是怎么啦？自来水安全吗？人们对自来水是否安全表示了越来越多的怀疑。诚然，长期以来，人们一直对自来水存在着很多认识上的误区，比如以为自来水就是安全水，而安全水又等于健康水，等等。这里，我们就来科学地认识一下我们每天都要用到的自来水。

自来水能否直接饮用

对于现代人来说，方便快捷的自来水系统，已经成为生活必不可少的一部分。目前，诸如美国、日本、英国等许多国家，由于实现了家庭的饮用水和生活用水分两类管道输送，自来水是可以直接饮用的。这些国家的宾馆里也不供应开水，客人可以直接饮用自来水。

但在我国，虽然2006年出台的《生活饮用水卫生标准》已与国际标准基本相吻合，意味着源头水质有了基本的保证，但输送环节的清洁保障却仍是个难题，而且无论是饮用水还是冲厕所水都是同一种水，自来水不经过进一步净化处理，是不能直接饮用的。

我们知道，自来水首先经过氯消毒，杀死水中的微生物，然后才流到千家万户。但如此处理过的饮用水，就安全无毒了吗？

随着科技的进步，科学家们发现对饮用水进行氯消毒会带来一些新的问题。1974年，科学家首次发现使用氯消毒的自来水中含有有害的"消毒副产物"。在消毒过程中，氯与水中残余的有机物产生化学作用，一系列的化合物如三氯甲烷（氯仿）、溴仿、二氯一溴甲烷、一氯二溴甲烷等便产生了。1976年，美国国家癌症协会发现氯仿对动物具有致癌作用。20世纪90年代，流行病学家发现膀胱癌、直肠癌以及结肠癌等的发病率和氯消毒水的饮用量之间，具有潜在的相关性。

那自来水是否应放弃氯消毒呢？事实证明，目前还不能放弃。在考虑自来水的安全性时，首先需要考虑的是确保消除微生物对人体健康的影响，然后才是考虑减小消毒副产物对人体的危害。1991年年底，秘鲁出现了绝迹多年的霍乱病例，造成大面积的疫情，甚至还蔓延到邻近的国家。公共卫生专家把原因归咎于该地区许多地方饮用未经消毒的自来水，这些地区出于害怕氯消毒的副产物致癌而放弃了对自来水进行氯消毒。英国科学家指出，英国50年间发生过10次因饮水造成的疫情，其中有8次是水加氯消毒不良所致，喝经过加氯消毒的水比喝未经处理的水相对危险小，因此包括中国在内，国际上大多数自来水厂还在采用氯消毒技术。

为了控制饮用水消毒副产物，各国都制定了严格的标准。美国准备分阶段地将三氯甲烷的浓度上限值降到40微克/升；我国在新的《生活饮用水卫生标准》中规定三氯甲烷最高浓度为60微克/升。但是需要清醒认识到的是，标准所规定的都是有一定深入研究的物质，还有众多的副产物没有被检测和得到重视。世界卫生组织于1984年制定《饮用水水质准则》中涉及的消毒副产物有23种之多，即使这样，我们也仍然有充分的理由相信这只是一小部分。

当水中的氯化物含量过高时，可能导致怀孕妇女流产和产下有缺陷婴儿的概率增加。研究人员建议怀孕妇女使用碳过滤器来过滤掉饮用水当中的氯化物，并提醒怀孕妇女洗澡时不要时间过长，以免水中的氯化物通过皮肤渗入人体。另外，怀孕妇女也可以选择不含消毒副产物的天然矿泉水。

自来水的安全隐患不容忽视

事实上，我国自来水的安全隐患，还来自输配管道的二次污染。由于自来水从水厂出来，要经过密如蛛网的地下管道，然后再流到千家万户，在这漫长的过程中免不了被污染。很多家庭自来水末端水变黄锈水的现象时有发生。

曾有报道说，北京市昌平区西湖新村小区的居民多年来饮用水含沙量大、颜色混浊伴有异味，甚至隔夜一打开水龙头，出现蓝水现象，后查明，其症结主要是该村的供水系统设计不合格，管线陈旧。

虽说国家已下大力气改善供水条件，但浩大的输水管网改造工程，绝非短时间内就能奏效的。

此外，由于环境污染，我国公众的饮用水安全正受到全面威胁。目前我国90％的水厂，只能对物理污染和微生物污染进行净化处理，而无法对化学污染，诸如农药、杀虫剂、重金属、各种有机和无机化合物及其他有害毒素进行深度处理。我国是世界上污水排放量最大、污水排放增加速度最快的国家之一，因此造成水源水质污染日趋严重。各地的水源都受到不同程度的污染，使水的质量大打折扣。据悉，上海市曾经在黄浦江水源中检测出400多种有机化合物。重庆的一项调查显示，长江、嘉陵江水中有机污染物的种类分别达到50多种、60多种。复旦大学对一个9万人的人群进行长达10年的跟踪调查后发现，该地区居民饮用水中含有的微囊藻毒素，使癌症发生的可能性提高了近10倍。

如此看来，仅把水煮沸、烧开未必安全。因为水煮沸并不能"杀死"重金属、砷化物、氰化物、亚硝酸盐、有机污染物、农药、杀虫剂、合成洗涤剂等有害物质。从根本上使河、湖水等饮用水源免遭污染，才是对我们的饮用水进行净化的有效办法。

给安全饮水筑起"防火墙"

长期饮用不安全的自来水，会使人体的免疫力下降，代谢疾病罹患率增加，对老人和孩子的危害最大。为避免在饮水的同时摄入大量有毒有害物质，有条件的家庭，可考虑安装家庭净水设备，为日常安全饮用自来水筑起一道"防火墙"。

根据世界卫生组织统计，从2018年开始非传染性疾病是目前全世界首要死因，占年度死亡总人数的63%。非传染性疾病每年使3600多万人失去生命。我国饮水安全包括农村饮水安全和城市饮水安全。城市饮水安全主要涉及水源地保护、自来水厂设备更新和改造，以及城市二次供水设施。我国"十三五规划"以来，启动实施了农村饮水安全巩固提升工程。截至2018年9月底，中央安排投资143亿元，各地累计完成投资1002亿元，受益人口达到1.36亿人，其中1478万贫困人口的饮水安全问题得到解决。

目前，在饮用水的消毒处理方面，科学家主要在进行两项研究：研究消毒新工艺，使饮用水的化学安全性与微生物安全性达到统一；在用氯消毒作为饮用水的最终处理的前提下，研究去除消毒副产物的方法，开发安全有效的饮用水消毒处理技术，使得人类免受消毒副产物的影响。科学家已经试行过许多净化水的方法，比如紫外线消毒、臭氧处理水技术等，但不是花钱过多，就是效果不理想。

看来，我们要喝上真正安全的水，还得有待时日。

国内自来水的安全饮用方法

由于国内自来水存在二次污染，带来自来水的不安全因素，因此日常饮用自来水应注意以下几点：

- 长时间未使用自来水时，应先打开水

龙头，让水流2~3分钟，然后再接新鲜的水作为饮用水。放出来的水可用于清洁卫生等。

● 把自来水管流出的水放入盛水容器（最好是陶瓷罐）中静置1~2小时，自然净化和澄清后再烧开饮用。

● 不宜用铝壶煮开水，否则铝离子摄入过多，会影响婴幼儿的骨骼和神经发育。

● 自来水煮沸的时间不宜过长。自来水随着煮开的时间增加，一些对人体有害的物质也随之增加，例如水中的汞煮开10分钟时达到最大值。

● 水快烧开时应把壶盖打开，继续煮沸2~3分钟，这样能让水里的氯含量降至符合安全饮用标准。

● 有条件的家庭可安装家庭净水器，把自来水中存在的有害物质去除，再经过净化过程保持自来水中的有益物质。

第四节　天然矿泉水：大自然的恩赐

天然矿泉水，顾名思义，是一种自然界出产的含有一定矿物质的泉水。起初矿泉水只是作为一种时尚饮品在市场销售，然而，随着广大人民生活水平的提高和饮水意识的增强，矿泉水通过瓶装及桶装，已经开始走进千家万户，转变为一种大众的饮用水。

由于矿泉水取自大自然，富含许多人体所需要的矿物质和微量元素，若根据身体状况及地区饮用水的差异选择合适的矿泉水饮用，则可以起到补充矿物质，特别是微量元素的作用。

因此，天然矿泉水可以说是大自然对于人类的一种恩赐。

矿泉水是在地层深部循环而成

矿泉水是在地层深部循环形成的，含有国家标准规定的矿物质及限定指标。我国《食品安全国家标准　饮用天然矿泉水》中规定：饮用天然矿泉水是从地下深处自然涌出的或经钻井采集的，含有一定量的矿物质、微量元素或其他成分，在一定区域未受污染并采取预防措施避免污染的水；在通常情况下，其化学成分、流量、水温等动态指标在天然周期波动范围内相对稳定。国家标准还确定了达到矿泉水标准的8项界限指标，即锂、锶、锌、硒、碘化物、偏硅酸、游离二氧化碳和溶解性总固体，必须有一项或一项以上达到界限指标的要求，才可称为天然矿泉水。

我国制定了《天然矿泉水资源地质勘查规范》，其目的是资源认定、科学规划、合理开发和利用。要求在枯水期、平水期和丰水期分别采样，水质、水温和水量变化在规定的范围内。矿泉水生产厂家应具有矿泉水的开采证、卫生许可证、工业产品生产许可证、安全生产许可证。目前，在我国市场上大部分矿泉水属于锶型和偏硅酸型。

人类最初对矿泉水的运用，主要是用在洗澡上，即泡温泉水疗。相传秦始皇就在骊山汤泉（华清池）沐浴治疗疾。而在同时期的欧洲，罗马人也多是把矿泉水拿来洗澡，当时罗马城的矿泉水人均年消耗量是现代意大利人均年消耗量的10倍。

直到18世纪中期，欧洲各国科学有了很大的发展，不断有人发现矿泉水对人体具有保健作用的新奇例子，才使得矿泉水的名声大震。1868年，法国佩里埃公司生产出第一瓶饮用天然矿泉水，至今已有100多年历史。

到20世纪40年代，矿泉水的生产与消费已遍及了欧洲各国。70年代，又遍及美洲及亚洲各国。如今，素以啤酒销量巨大而著称的德国历史性地出现矿泉水人均消费量高于啤酒的现象，由此可见其扩张力量之强大迅猛。这样的局面在法国和意大利也同时出现。

研究人员认为，矿泉水之所以热销于市，与人类不断恶化的生存环境有关。20世纪70年代以来，随着现代工业的飞速发展，全球环境污染日趋加重，全球的大气、土壤和水正在以加速度遭到污染，人们不得不四处寻找还未被污染的健康水源。

矿泉水中的矿物质来自水中

矿泉水包括"矿"和"泉"两个方面，二者不能偏废。国际营养标准委员会制定的《天然矿泉水标准》中明确规定，天然矿泉水中的矿物质，是天然来自于水中的，而非人为添加。矿物质营养是西方科学的概念，可以测定和量化，容易被人所接受。"泉"的作用是在东方文化背景下所产生的，是我们祖先的一种经验之谈。水中矿物质含量不能代表水的生命活力。为了提高矿泉水的质量，在不改变天然矿泉水中原有矿物元素组分的同时，在地层循环过程中，地层岩石赋予水能量，使水分子呈小分子团化，增强水的活性，可以增强水的生理功能，使矿泉水不但天然纯净、富有矿物营养物质而且更充满生命活力，达到洁净、活力和健康的统一。

我国瓶装矿泉水的起步，可以说是一种机缘巧合。史料记载，1905年，位于山东半岛的太平山麓还是一片山峦起伏、古树参天的景象，德国商人马牙在此处打猎时，在几株古树环抱中意外地发现了一汪清泉，几只小刺猬聚在泉旁饮水。他也俯首小啜，顿感清爽甘甜，后来他将此水带回德国化验，水质竟胜于法国著名的矿泉水。这一发现不仅给世人带来了惊喜，而且开了中国矿泉水的先河。1913年，德国商人罗德维在此打井进一步开发水源，从地下深层花岗岩隙间找到了优质的矿泉水资源，在中国打成了第一口矿泉水水井。这就是历史上著名的"刺猬井"的由来。因为此水具有较高的保健和医疗价值，当时很多人饮用后病情大为好转，便登报致谢，崂山矿泉水的名声一下子打响了。

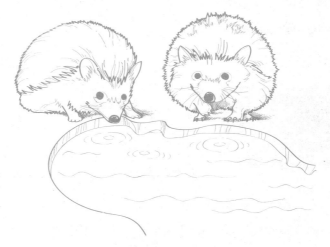

小刺猬在饮矿泉水

1932年，罗德维在这口水井附近投资建立了青岛崂山矿泉水厂，并生产出了中国第一瓶矿泉水——爱乐阔（ALAC）天然矿泉水，且与世界第一瓶矿泉水的问世仅相隔了64年。

由于水质甘美并富含人体所需的各种矿物质和微量元素，崂山矿泉水很快在日本、德国及我国香港、内地市场打开了销路，并且供不应求。随着名气的上升和销量的增加，工厂于1934年在厂区内勘探挖掘了第二口水井，同时又投资新建厂房，外购了新设备，推出了中国第一瓶果味汽水，在当时社会上引起了不小的轰动。

在20世纪70年代中期以前，青岛崂山矿泉水厂是国内唯一的一个矿泉水厂。直到80年代中期，我国矿泉水的企业才如雨后春笋般蓬勃地发展起来，90年代中期是我国饮用矿泉水工业发展的鼎盛时期。90年代后期，由于纯净水的兴起，矿泉水市场受到了很大的冲击，发展遇到了障碍，曾经一度下滑。直至进入21世纪后，随着人们健康意识的增强，逐渐认识到水中矿物质的重要性，矿泉水市场才又再次回暖。

矿泉水对人体有较明显的营养保健作用

根据矿泉水的水质成分，一般来说，在界限指标内，它所含的有益元素，对于偶尔饮用者是起不到实质性的生理或药理效应的。但如果长期饮用矿泉水，对人体确有较明显的营养保健作用。

以我国天然矿泉水含量达标较多的偏硅酸、锶为例，这些元素具有与钙、镁相似的生物学作用，能促进骨骼和牙齿的生长发育，有利于骨骼钙化，防治骨质疏松；还能预防高血压，保护心脏，降低心脑血管的患病率和死亡率；此外，锂和溴还能调节中枢神经系统活动，具有安定情绪和镇静作用。正因如此，世界各国都把偏硅酸含量高低，作为评价矿泉水质量最常用、最重要的界限指标之一。

绝大多数矿泉水属微碱性，适合于人体内环境的生理特点，有利于维持正常的渗透压和酸碱平衡，促进新陈代谢，加速疲劳恢复。若根据身体状况及地区饮用水的差异，选择合适的矿泉水饮用，可以起到补充矿物质，特别是微量元素的作用。盛夏季节饮用矿泉水，对于补充因出汗流失的矿物质是一个有效手段。

有些矿泉水含有矿物质较多，是不宜煮沸饮用的，若煮沸时钙、镁离子易与碳酸根离子生成水垢析出，这样既丢失了钙、镁，还造成了感官上的不适。还有些矿泉水含有二氧化碳气体也不宜加热。所以，矿泉水最佳的饮用方法是在常温下饮用。

喝矿泉水会得肾结石吗？

人们常常会认为，喝矿泉水会得肾结石病，这主要是把日常生活中开水壶中的结垢现象，与人的结石病联系在一起了。实际上，开水壶内的结垢与结石病是风马牛不相及的。开水壶中的结垢是单纯物理现象。水经过煮沸后，水中的钙、镁离子与碳酸根离子结合生成一些不溶性物质析出——结垢。

肾结石的发生主要与平时喝水量不足，饮食中钠的摄入量过高，大量喝饮料以及饮用水过软，身体缺钙等因素有关。

虽然高钙的摄取与泌尿系统结石有一定关系，但绝非仅仅喝含矿物质的水所能导致的，而是与遗传、性别、年龄、食物结构、疾病、职业等诸多因素有关，其成因非常复杂。有些结石病还具有地区性的特点，比如广东的东莞就是肾结石的高发区，而该地区的水质为软水区。

矿泉水喝多了也会有危害

尽管饮用矿泉水有诸多好处，但也要认识到，矿泉水中虽然含有多种矿物质，但并不能为人体提供全面、均衡的矿物质。

由于矿泉水中含有较多的矿物质，过量饮用会使这些矿物质盐刺激肾脏和膀胱，增加肾脏和膀胱的负担，因而患有慢性肾炎、高血压、心脏病及伴有水肿的病人不宜多饮用矿泉水，更不能将矿泉水当作治病的药水服用。

适量地摄入钙可以促进人的骨骼、牙齿发育，增加细胞的通透性等，但是如果过量补充则会引起高钙血症，使人出现软弱无力、食欲不振、呕吐腹泻等症状，而且过量的钙可能导致肾结石，所以结石患者要少喝高钙矿泉水。另外，矿泉水中的矿物质除了营养的协同作用外还有彼此的拮抗作用。若锌元素补充过多，会影响到身体其他微量元素的正常吸收和利用；铁元素摄入过量，可能会引发肝硬化和糖尿病，急性铁中毒者还会引起休克，严重者甚至会有生命危险；碘元素补充过量，则会出现脱发、指甲变脆、易疲劳、胃肠功能紊乱、浮肿、不育等症状。

尤其需要注意的是，婴儿是不适合饮用高硬度矿泉水的。可能有许多年轻妈妈认为，矿泉水中富含许多人体所需要的微量元素、矿物质，而婴幼儿处在生长发育的关键时期，正需要补充这些微量元素，那么从饮水中直接获取，既方便又利于吸收，何乐而不为呢？但是，医学专家却认为，矿物质含量过高的矿泉水会危害婴儿的健康。这是因为，婴儿的生理结构与成年人具有较大差异，消化系统及泌尿系统等发育尚不完全，滤过功能差，矿泉水中矿物质含量过高，对婴儿来说是难以处理的。当婴幼儿用矿泉水冲泡食物或者直接饮用时，容易增加肾脏负担。

如何选购优质的天然矿泉水？

近年来，天然矿泉水市场鱼龙混杂，甚至还出现以自来水冒充矿泉水的现象。那么，怎样才能买到优质的矿泉水呢？

首先，要看标签是否符合食品标签标注要求，看有无产品名称、产品标准号、注册商标、厂址、生产日期等内容，如不全，则不宜选购。

其次，在水体外观和外包装上加以鉴别。在外观上，优质矿泉水洁净，无色透明，无悬浮物和沉淀物，水体不黏稠。在外包装上，优质的矿泉水多用无毒塑料瓶包装，造型美观，做工精细；瓶盖用扭断式塑料防盗盖，有的还有防盗内塞；表面采用全贴商标，彩色精印，写明矿泉水中各种微量元素及含量，有的还标明检验、认证单位名称。

在购买时，还要注意查看瓶盖是否完好、平整，瓶子倒过来是否有漏水现象，瓶内的内容物是否有其他颜色或絮状的沉淀，如果存在这类现象就不宜选购。

优质矿泉水在饮用时，清爽无异味，有些带有本品的特殊滋味。若矿泉水中含钠较高，则略带咸味；含钙镁较高，则带有涩味；而含二氧化碳较高的矿泉水，则带特有的刺激感。

第五节　纯净水：不宜长期连续饮用

纯净水，简单来说就是指不含任何矿物质的水，故也叫高纯水、超纯水。其特色是水质清纯，不含任何有害物质如细菌、有机污染物、无机盐、任何添加剂和各类杂质，能够有效避免各类病菌随着饮用水进入人体。

关于饮用纯净水的水质，虽然国家已颁布标准，但自桶装纯净水作为大众饮用水在千家万户中普及以来，对其利和弊多年来在营养学家、医学家、水处理专家等中一直存在着争议。由于饮用纯净水是关系到人体健康的头等大事，因此，认清纯净水的真正面目就显得相当重要。

综合多数专家的意见，纯净水在水质污染严重的地区还是可以作为主要的水源来饮用的，只是不宜长期连续饮用，否则可能对健康带来不良影响。

纯净水是"安全水"，不是"健康水"

纯净水是以符合国家生活饮用水卫生标准的水为原水（比如自来水），通过离子交换、反渗透、蒸馏、精微过滤及其他物理加工方法深度处理后而得到的水，它除纯净水外不含任何添加物质，无色透明，可直接饮用。因为宇航员最早饮用的就是这种水，故也叫太空水。

纯净水和蒸馏水两者的本质相似，在我国瓶装饮用纯净水标准中，把蒸馏水定为纯净水一类。在屋里养花，花草蒸发的水汽就是纯净水，可以净化室内空气。市场上出售的太空水、蒸馏水，均属纯净水。

纯净水与蒸馏水的技术均是从国外引进，最早是在工业和医疗领域中应用的。随着水的污染，包括自来水二次污染的日益严重及广大消费者饮水意识的加强，纯净水开始以小瓶包装的形式进入我国市场，随着饮水机的普及，桶装纯净水（包括少量蒸馏水）作为大众饮用水进入千家万户，而且每年的递增速度达20%以上。我国有上万厂家生产这种超纯水，成为世界上最大的反渗透设备的客户。我国大多数的二次供水和小区自动售水机以及家用净水器均采用反渗透膜，生产出来的水都是纯净水。但近几年，随着科学饮水的普及和消费者的理性消费，国内逐渐认识到长期饮用纯净水对人体健康会带来一些负面作用，因而纯净水的市场增长率逐渐减慢，甚至出现下降趋势。

纯净水从净化的角度来说，它比自来水干净，属于"安全水"的范畴，但如果把它作为一种长期饮用水的话，对人体是没有好处的。过滤纯净水的反渗透膜虽然去除了水中的细菌杂质，但也把水中的对人体有益的微量元素过滤掉了，长期饮用会导致人体内微量元素缺乏，引起少年儿童发育不良，引起老年人的各种微量元素缺乏症。在美国、西欧、日本等国家和地区，从来没有把超纯水纳入饮用水范围内，而是作为饮料的一种偶尔喝，更未见到发达国家把饮用纯净水作为国家的饮用水标准。

此外，由于纯净水在净化的过程中，把水中的各种物质几乎全部滤掉，因此得到的纯净水中的溶解性总固体含量低于50毫克/升。因此，它在人体中便具有极强的溶解各种微量元素、营养物质的能力。若大量饮用纯净水，身体内原有的必需的微量元素和摄入的营养物质，就会迅速地溶解于纯净水中，然后排泄出体外，致使身体内有益生命的相关元素向体外流失，使人体内的物质失去平衡。如果这时不能及时从外界补充微量元素和营养物质，会对身体造成伤害。

中国消费者协会已正式发布警示：青少年、儿童和老年人不宜长期喝纯净水，青壮年在运动出汗后，体内盐分丧失较多的情况下，也不能大量饮用纯净水。

水的纯净与水的健康是两个不同的概念，水的纯净主要是针对水的污染而言，而水的健康主要是从人体健康而言。饮用纯净水只能保证饮水的安全，但保障不了人体健康，我们所要求的优质饮用水应该做到水的洁净和健康的统一。

纯净水作为饮用水，存在3个"违背"

纯净水作为饮用水，存在着3个"违背"：

第一，纯净水违背了人的进化规律。生命起源于水、生命离不开水已成为共识，而生命是在含有一定矿物质的水环境中起源、进化和生存的。人类在300万年的进化过程中，喝的是"水溶液"，而不是"溶剂"（纯水）。事实上，不含矿物质的水，是孕育不了生命的。

第二，纯净水违背了科学规律。目前，很少见到有关于纯净水对人体健康的正面报道，相反，很多生物医学实验及流行病调查显示，长期饮用纯净水会对人体健康产生负面效应。

美国水专家指出，用蒸馏和反渗透装置生产出来的、软化的、不含任何具有保护作用的矿物质的脱盐水（纯水）中任何有害物质的作用都会被放大。实验证明，饮用纯净水比饮用自来水、矿泉水更容易造成食物在人体中的钙、氨基酸等营养物质的流失，还会引起蛋白质生物学价值降低和营养物质沉积率降低等。此外，饮用纯净水标准中，pH为$5.0 \sim 7.0$，偏酸性，不是弱碱性的健康水。

第三，纯净水不利于节水。当前，我国发展"节约型社会"，而水的节约是发展"节约型社会"的头等大事。纯净水在生产的过程中，水的浪费很大。一般情况下，纯净水在生产过程中，源水只有30%～50%被利用，也就是说，1千克自来水或地下水大约只能生产出0.4千克左右的纯净水，剩下的0.6千克左右的水不能当作饮用水，只能另作他用。而且水越纯净，水的浪费就越大。

使用纯净水的合理化建议

那么，纯净水是否就没有什么用了？也不是，基本上，纯净水还是可以作为一种饮用水来使用。尤其是水质污染严重地区，饮用纯净水相对来说还是比较安全的。只不过，要学会合理地使用。以下是一些合理使用纯净水的建议：

1. 早上起床，需要清理体内毒素时，可以用纯净水泡一些蜂蜜喝，有助于将隔夜的体内脏物排泄出来。

2. 纯净水可用于清理物品。如果有条件的话，用纯净水来浸泡水果、蔬菜，可以最大限度地去除农药残留，保证食物的安全。

3. 泡茶可选纯净水。用纯净水来泡茶，茶汤清澈，茶多酚溶出量多，还不会结茶碱，但是茶叶的抗氧化性较低。

4. 生活中也可以将纯净水和自来水交替饮用。纯净水可以偶尔喝，但不宜长期连续饮用。自来水虽没有纯净水干净，但只要烧开了，水中原有的有害挥发性物质及病菌就会被消灭，一般情况下，不必过分担心。也可以纯净水和烧开的自来水勾兑着喝。

5. 儿童、老人、孕妇、男性、运动员、飞行员及高温作业的人群，不宜把纯净水作为日常饮水。特别是对于患有骨质疏松症的老人来说，纯净水中缺乏的矿物质元素，正是身体需要补充的。出汗较多时，可选择天然矿泉水，少饮纯净水。

6. 别喝"太便宜"的纯净水。太便宜，质量难以保证，市场上有用自来水充当纯净水的现象。消费者除了看清产品标志、生产日期和厂家之外，还要注意观察水的色泽、沉淀物、气味等，如发现絮状物或水质混浊、有异味，千万不要饮用。

第六节　矿物质水：添加了矿物质的纯净水

2015年5月24日《食品安全国家标准　包装饮用水》开始实施，不同水种的标准都将统一。除了饮用天然矿泉水外，市面上在售的包装饮用水只分为饮用纯净水和其他饮用水两类，至此"饮用矿物质水"的名称也将不允许再使用。所谓的矿物质水有误导消费者的嫌疑。大多数消费者很难辨别清楚何为矿物质水，何为矿泉水。追根溯源起来，矿物质水跟纯净水才是"一家人"——简单来说，矿物质水是在纯净水的基础上添加了工业制造的化学成分的水。

明白了这一点，人们不禁对这种添加了矿物质的纯净水增加了一些忧虑：矿物质水是否存在着一定的安全风险？在水中添加矿物质类的食品添加剂，有必要吗？安全吗？

矿物质水中的矿物质的添加方式，主要有两种：

第一种，选择两种以上的食品级矿物质的化合物配成液体，称为"矿化液"，瓶装水厂家购买这种浓缩液加到纯净水中，制成化学矿物质水，习惯称为"矿化水"。

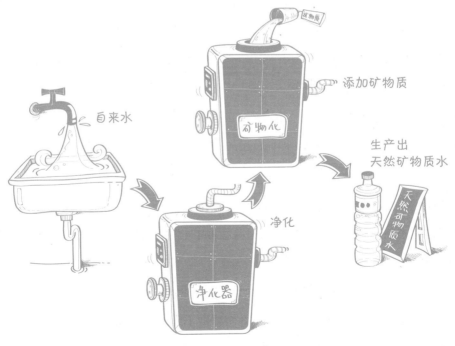

天然矿物质水的生产流程

第二种，选择自然界矿物岩石，通过一系列处理，溶解在酸性溶剂中，通常称为"矿溶液"，并按照一定比例把"矿溶液"添加到纯净水中生产出来的瓶装水，也称为"矿化水"。

据国家标准《饮料通则》记载，矿物质水从2008年年底起正式成为我国饮料的水种之一，自此矿物质水有了国家标准。据了解，矿物质水中的矿物质元素，一般包含钙、锌、钾、镁、锶、钠、锂、硒等。目前矿物质水中多数只添加两种矿物质，即氯化钾和硫酸镁，这两种物质容易溶于水。总之矿物质水中添加的矿物质种类少而且量也少，且多为工业制造的化学矿物质，远远比不上天然矿物质的种类、数量及存在形式。

矿物质水从本质上还属于纯净水一类，只是添加少量的化学添加剂，纯净水饮用起来口感寡淡，添加了化学添加剂后，对口感有一定的改善。

美国食品药品监督管理局对于添加矿物质的瓶装饮用水，在标志上有特别的规定：若瓶装饮用水中添加了食品添加剂，不能只笼统地称作"瓶装水"，而必须同时明确标示所添加的物质，例如标明"添加了矿物质的瓶装水"。

国际食品法规定了营养素添加的基本原则，添加后不能引起新的不平衡。目前，市场上饮用水中的添加剂和人工矿物质由于添加种类单一，会带来新的不平衡，长期饮用的风险评估无法预知。从现阶段的添加方式来看：无论是添加矿溶液还是添加水果元素，都容易导致水中的酸碱度改变，既不符合国际标准，也达不到我国的《生活饮用水卫生标准》，长期饮用安全性无法保障。

矿物质水的产品质量关键在于添加矿物质的种类和数量。由于不同厂家、不同产品所含的矿物质种类和数量不同，会造成产品的质量良莠不齐。而且，可以用于矿物质水的矿物添加剂的种类单一，主要集中在硫酸镁和氯化钾这两种，如果添加数量过多，会造成水中氯离子和硫酸根离子含量超过国家标准。此外，有些矿溶液是从矿石中提取的，矿石中往往含有一些重金属，例如有些麦饭石含有铅、砷等有害元素，如果选择不当，容易造成重金属超过国家标准。

第七节　冰川泉水：当今世界优质的健康水

年代越长、冰川融水渗入地壳流经地层的地质条件越好的冰川泉水，其品质越佳，越珍贵稀有。冰川泉水是底层冰体受地热和其他因素影响融化后渗入山体，经数十千米浸流过滤净化后从山间泉眼自然涌出的。冰川泉水水量常年稳定，不受雨季、枯水期的影响。水温常年保持恒定，不受气温变化影响，是名副其实的优质健康水。

然而，冰川泉水一般地处人烟稀少的高原地区，我国青藏高原地层结构松散，大部分为粗砂和砾石，容易受到环境的影响。当地政府在开发原生态冰川泉水的同时实施了一系列保护措施，要加大生态环境的保护。

冰川水是品质最优的水

2006年7月，一条新闻震惊国内外——中国四川阿坝州境内发现了水龄为9610年的原生态冰川泉水。以前，世界上检测出水龄最长的冰川泉水只有4000多年，国内测出水龄最长的冰川泉水也只有1700多年。而阿坝州境内的达古冰川泉水，经我国多家专业科研技术机构联合考察、评定，此泉水系当今世界已发现测定出的最高水龄、优水质的冰川泉水。

同是冰川水，也有优劣之分。裸冰川融水与底层冰川融水有所不同，直接在冰舌地取的冰川水与冰川融水后又涌出地面的冰川泉水以及冰河中的冰川水有很大差异，冰川泉水又比一般冰川水更优。尤其是冰川冰形成年代越长、冰川融水渗入地壳流经地层的地质条件越好的冰川泉水，其品质越佳，越珍贵稀有。而达古冰川泉水源自青藏高原东南端阿坝藏族羌族自治州黑水县海拔5100多米的达古冰川，形成年限上亿年，是世界罕见的现代山地冰川。泉水是底层冰体受地热和其他因素影响融化后渗入山体，经数十千米浸流过滤净化后从山间泉眼自然涌出的。现已发现的7个泉眼，总流量每小时约3000立方米。泉水水量常年稳定，不受雨季、枯水期的影响。水温常年保持在9℃左右，不受气温变化影响，是名副其实的冰川泉水。

然而，由于达古冰川泉水地处人烟稀少的高原地区，该冰川泉水藏在深山人未识，这样纯洁、珍稀的优质水资源静静地流淌了成千上万年，最后混入了污染的江河，真是非常可惜。发现达古冰川泉水之后，当地政府立即对其实施了一系列保护措施，同时通过引进外资兴建大型瓶装水厂，生产原生态达古冰川泉水，为广大国民提供原生态健康饮用水。

冰川水可使人健康长寿

冰川水，是大陆冰川由积累区运动到消融区融化的雪水。自古以来，人类就发现冰川水对生物和人类健康非常有益。明代大医药家李时珍在《本草纲目》中记载：冰川水，药名"夏冰"，甘冷无毒，解一切之毒。具有很高的医药价值。

世界上凡是拥有冰川水的地方，树木生长茂盛，树龄长；当地的居民长期饮用冰川水，极少生病，普遍长寿。国内外专家考察发现，我国西藏的扎洪人，国外的雅库特人、阿布哈兹人、高加索人，长期饮用冰川水普遍健康长寿，百岁老人比比皆是，甚至有些百岁男性还能娶妻生子，足以证明冰川水是品质最优、人体最需要的天然健康水。

科学界运用现代科技手段，解开了冰川水使人健康长寿之谜。冰川水是远古留存至今的冰川冰融化的雪水，至少都是几千万、上亿年甚至更遥远的年代就结成冰川冰被封存了的水体。那个时候，人类文明还没有出现，因此，是绝对没有被污染，没有退化的原生态水。该水的小分子团小、呈弱碱性，水中氘的含量低，所含矿物质和微量元素的种类、含量、比例同人体所需的惊人地相似，并呈离子态，极易被人体吸收、利用。冰川水对人体包括动物、植物等生命体的各种营养生理功能很强，被称为纯天然"活性水"。

由于冰川水具有神奇的功效，国际上出现了冰川水开发热。日本不惜重金从南极运冰，并从国外引进冰川水供儿童饮用。

冰川不是到处可见，而且，由于自然和人为的因素，全球气候变暖，冰川在严重地萎缩。因此，冰川水是极其珍贵的饮用水资源。

一个奇特的现象是，我国的河西走廊及天山、昆仑山下的农作物，不仅个头大，而且高产。那么，冰川融水是否含有对生物生长有益的特殊物质呢？中国科学院兰州冰川冻土研究所做了大量的试验，他们用冰川水、自来水及黄河水做小麦发芽试验，结果显示，用冰川水的小麦植株高于自来水和黄河水；用黄河水的，其植株高度只有冰川水的一半。对其他作物、动物和人，他们也做过许多类似试验，如用冰川雪水浸泡作物种子，与普通水浸种的作物相比，其产量：黄瓜提高210%～290%，萝卜提高23%，小麦提高56%；喂冰川雪水的猪，仔猪的重量提高50%；喂冰川雪水的鸡，产蛋量在3个半月内增加1倍。人饮用冰川雪水3个月，胆固醇大为降低，代谢作用改善，心血管病患者的病情也大有好转。面对如此惊人的结果，科学家们称冰川水为"生命之水"。

生物医学实验还证明，冰川水对提高生物代谢及免疫力、降血脂等方面均起到显著生物生理效应，对人体健康和某些疾病的预防与辅助疗效均起到一定的作用。

随着科学研究的进展，人们还会发现冰川水的很多特性，对冰川水的认知也会加深。

第八节　苏打水：天然的比人工的好

国际上把水中含有二氧化碳的矿泉水称为含气矿泉水，俗称苏打水。苏打水最早是加入小苏打和酸化剂或者直接充入二氧化碳的水。它们也是碳酸饮料的前身。

既然天然苏打水就是水中含有二氧化碳的天然矿泉水，具备天然矿泉水的所有特征，那么在选择饮用苏打水的时候，我们就知道该如何来选择了：自然是天然苏打水比人工苏打水好了。

那么，苏打水究竟有什么好处呢？

苏打水的由来

您知道吗，苏打水作为一种饮料要早于天然矿泉水。

18世纪中期，英国化学家约瑟夫·普里斯特利在一个啤酒厂里发现将二氧化碳充入水中后，喝起来有种令人愉快的味道，并可以提神，于是，就把这种水推荐给自己的朋友喝。同时他还发现，在啤酒中加入二氧化碳气体，可以很好地抑制微生物的生长。

同一时期，瑞士化学教授托本·伯格曼发明了一个简单的制造碳酸水的方法。1798年，苏打水第一次成为商品进入各个酒吧。人们现场制作苏打水，在杯子里注入水后，再加入一些可以产气的物质，就可制造成各种苏打水。

1832年，英格兰的约翰·马特维斯发明了一种机器，可以将二氧化碳充进水里。但这个发明在当时并不受英国的欢迎，于是他带着他的发明移民到了美国。在美国，他第一次大规模工厂化地生产出了瓶装的苏打水，由此他被称为"美国苏打水之父"。

随着人们不断对各种水的性质进行研究，渐渐发现了天然矿泉水对人体具有保健作用，于是天然矿泉水的名声大震。1868年，法国佩里埃公司生产出第一瓶饮用天然矿泉水。到了1960年以后，由于快餐店和瓶装软饮料工业的兴起，现场制作的苏打水逐渐淡出人们的视线，而被瓶装含二氧化碳的矿泉水所取代。如今，二氧化碳水是用压力将二氧化碳充入水中，当把盖子打开时，二氧化碳会被释放出来。

1981年，国际营养标准化委员会出台了天然矿泉水标准，天然苏打水被列入天然矿泉水的范畴。然而，多年来苏打水受到各种碳酸饮料的冲击，销量一直停滞不前。

近年来，由于碳酸饮料，如可口可乐、百事可乐对青少年的负面作用逐渐被人们所认识，有的国家所有学校及其周边的学生活动场所都禁止销售碳酸饮料，因此各个大的饮料制造商的目光，才又转向了苏打水。

含气天然矿泉水是世界稀有资源

国际营养标准委员会制定的《天然矿泉水的标准》中，把天然矿泉水分为5类：含二氧化碳的天然矿泉水；不含二氧化碳的天然矿泉水；去除二氧化碳的天然矿泉水；用二氧化碳为来源的强化天然矿泉水；充二氧化碳的天然矿泉水。可见，在国际上对天然矿泉水的分类方法是围绕着矿泉水中是否有二氧化碳来进行的。但无论叫什么，实际上就是水中充入了二氧化碳气体，充气的过程就叫作碳酸化作用。加工后的水含有碳酸，呈弱酸性，当水中二氧化碳释放到空气中后水会呈现出弱碱性。

我国黑龙江克东县在打井时发现该地区的水含有丰富的碳酸氢钠，含量为467.63毫克/升，水质pH8.5以上，硼含量为5.432毫克/升，为含硼的重碳酸钠水，于是将该类型的水命名为"天然苏打水"。由此我国兴起了一股喝天然苏打水之风，全国各地天然和人工的苏打水纷纷亮相。

我们都知道所谓的苏打化学式为Na_2CO_3，学名碳酸钠，俗名除叫苏打外，又称纯碱或苏打粉。带有结晶水的叫水合碳酸钠。而小苏打的化学式是$NaHCO_3$，学名碳酸氢钠，俗名小苏打。

克东的地下水主要成分是碳酸氢钠，从严格意义上讲应称为小苏打水，由于从2006年命名该水后，市场上约定俗成就将这种类型的水称为苏打水。因为该水不符合饮用天然矿泉水标准，所以自从《食品安全国家标准 包装饮用水》标准出台后，要求这一类水也归于包装饮用水的管理范畴。克东县政府为此申请了国家地理标志——克东苏打水。

苏打水为碱性水，通常pH为8.5左右，可以中和胃酸，有些慢性胃炎的患者、胃酸分泌过多的人可以适量饮用这种类型的水。北京公众健康饮用水研究所经实验，未发现长期饮用苏打水可以缓解高尿酸血症的趋势，发现苏打水对肾脏功能有一定的影响。由于这种类型的水中含有300毫克/升以上的钠，所以心血管患者饮用要慎重。

第九节 功能水：并非是"无所不能"

近年来，随着越来越多的人意识到日常饮水对人体健康的重要性，饮水市场上各种各样的水也应运而生，尤其是被称为"功能水"的一类水种类繁多。但是，目前人们对功能水的认识尚不统一。在日本把功能水称为机能水，在俄罗斯把功能水称为医疗用水。尽管不同国家对功能水的称呼不同，但有一点是共识的，功能水一般是指这种水对人体某些疾病有预防和治疗作用。功能水强调的是水对疾病的治疗作用而健康水强调的是水对人体的健康作用。

那么，究竟什么是"功能水"？一般饮用水与功能性饮用水有什么区别呢？

认识"功能水" 功能性饮用水是指普通饮用水经适当的化学或物理方法处理，使水的性质和功能发生改变，从而使人体的生命活动和生理功能调节得到某种程度的加强，简称"功能水"。

目前，市场上的功能水种类很多，真正具有大量医学报告，并得到医学和营养学界认可的功能水有两种：富氢水和海洋深层水。虽然功能水可以满足现代人对健康的需求，并具有保健和辅助医疗作用，但并非是"无所不能"。市场上有一些水打着保健的旗号偷梁换柱，将不具备功能的水宣传得神乎其神；有的还利用消费者对功能水概念模糊不清的弱点，制造出"纳米水""智能水"等概念，让人摸不着头脑，消费者应注意加以辨别。

事实上，早在2005年7月，我国卫生部就发布公告称涉水产品不得宣称任何保健功能，并要求各地严厉查处违规单位。公告中否定了生产厂家宣传的普通自来水经过离子水机电解之后，对心脏病、糖尿病、高血压等疾病具有的治疗作用。

碱性功能水的功效

碱性功能水是通过对水进行电解而得到的离子水，又称电生功能水，它是目前推广和研究最为广泛的功能水。

日本是最早进行功能水研究的国家，最初的研究是从功能水对动植物的影响开始的。研究发现，用电解碱性功能水浸泡种子时发芽率会提高，用电解碱性功能水喂养鸡和牛，鸡的产蛋率和牛的产奶率都会增加。1966年，电解功能水设备被日本厚生省（卫生部）批准为"医疗用具"，并认可碱性功能水对"胃酸过多、消化不良、胃肠内异常发酵、慢性痢疾"等症状有医疗效果。1993年，日本厚生省再次成立"碱性功能水整水器审查委员会"，组织专家对碱性功能水的功能进行验证，重新进行了安全性评价和有关双盲试验，证实碱性功能水只要遵守使用条件，是对健康没有损害的安全的饮用水，再次确认了碱性功能水的医疗效果。

1994年，上海市高血压研究所用碱性电解水对血黏度的作用进行临床观察，饮用碱性电解水对轻中型高血压伴血黏度增高的患者，有不同程度的降低血黏度的作用。1997年，上海食品保健功能测试中心用碱性电解水进行保健功能测试，检测结果认为：碱性电解水具有抗疲劳、抗氧化、提高超氧化物歧化酶活性、调节血糖、调节血脂的作用，其保健作用随饮用量而增加。

功能水也有局限性

目前，国内外的功能水主要用于人的饮用，功能水与普通水最大的区别在于生理功效的不同。功能性饮用水由于强化了普通饮水所不具有的某些调节人体生理功能的作用，使得人们在日常生活中有可能通过饮水在不知不觉之中调节消化、排泄以及代谢等生理功能，起到一定的促进健康和对某些疾病的辅助疗效的作用。因此，功能性饮用水具有很大的市场前景。目前，除日本等少数国家已经发展了一定的功能水市场外，大部分国家的功能性饮用水的市场尚处于待发展的阶段。

然而，必须认识到，功能水都是人工仿生产品，采用仿生学的原理以及高科技手段对水进行处理而成，由于采用的技术不同，水的功能也有所差异。纯天然的、具有生理功能的水不包括在功能水内。我们在鼓励发展功能性饮用水的同时，也必须充分认识到功能性饮用水的局限性。

功能性饮用水的局限性，主要表现在两个方面：一是适用人群的局限性。由于地域、生活习惯以及种族等方面的差异，对某一特定人群适用的功能性饮用水，可能对另一些人群并不适用。二是功能的局限性，即功能性饮用水不能代替药物治疗。功能性饮用水的功能仅体现在对人体消化、排泄、血液循环以及新陈代谢等部分生理功能的有限强化上，因此，当这些生理功能出现微弱失调时，可适当饮用功能性饮用水来缓解症状。但是，若生理功能出现较大问题时，或其他生理功能出现问题时，功能性饮用水就只能作为药物治疗的一种辅助手段了。

下面是在饮用功能水上的一些合理性建议：

1. 功能水不宜加热，建议生饮。因为功能水经煮沸后，水的电位和分子团会发生变化，变成普通的净化水，所以生水饮用最佳，冬天可以适当加温，加温时最好不超过80℃。

2. 多数功能水的活性会随保存期的增加而降低，所以功能水是越新鲜效果越好。如若需要保存，保存的容器最好选以下材料的容器，依次为：陶瓷、玻璃、无毒塑料。

3. 初次饮用功能水时，先少饮，开始每天饮用500～1000毫升，习惯后可视身体状况按要求饮用。保健量为2500毫升/日。

4. 虽然功能水对某些疾病有辅助治疗作用，但它的本质是水，不是药，所以饮用功能水时不要急于求成，要循序渐进。饮用pH＞9.5的电解水要慎重，尤其是心脏病患者不宜饮用碱性水，须在医生的指导下进行。

5. 高血压、心脏病、肾脏病患者在服药前后1小时内停饮碱性功能水；使用洋地黄类药物者慎用，因碱性功能水会增强药物的毒性。

6. 选购功能水时，最好是购买一些知名品牌的瓶装功能水来饮用。如果要自制功能水，在选择制水机时要对制水机的检测单位和审批单位加以考察，对制备水的参数也应有所了解，不要被夸大的宣传所迷惑。

7. 在购买功能水机时，还要特别慎重。功能水机必须经过国家相关机构（国家食品药品监督管理总局）审批作为保级医疗器械才能正式上市。虽然市场上的功能水机多种多样，但是这些功能水机能否制备出合格的有益健康的功能水还有待监督。

8. 尽管功能水有一定的增强体质、辅助疾病康复的作用，但是，功能水并非是无所不能的，有病必须上医院去救治。如果把治疗疾病的希望寄托在饮用功能水上，必然会延误病情，后果不堪设想。

第十节 富氢水：氢分子才是真正的 "幕后英雄"

作为食品添加剂，氢气最大的特点是生物安全性高，高浓度氢气应用于人类潜水已有50多年的历史，还未发现任何呼吸高压氢气后有明显毒性作用的案例。正是因为氢气没有任何毒性，国际学术界把氢气列入和氮气、氦气一样的单纯窒息性气体。日本、欧盟、中国均已将氢气列入食品添加剂目录。

什么是富氢水

所谓的富氢水是指富含氢气的水，日本将氢称为水素，因此称富氢水为水素水。水中一般不含氢气，富氢水都是使用特殊技术与工艺将氢气与水混合制备而成，或者用电解的方法，电解水而产生氢气。氢气并不是不能溶解于水，只是溶解度确实比较低。如果按照摩尔浓度计算，20℃时水溶解101.25千帕纯氢气的浓度为0.92毫摩尔/升。如何提升并保持饱和氢气水的浓度及稳定性，才是氢气医学应用上的科研难题。国内纳米气液混合技术的发明攻克了氢气难溶于水的科学难题，采用物理方法让水均匀地包裹氢分子，促使氢气和水达成稳定结合，具有氢气浓度高，稳定性能好等特点。

氢气和富氢水的作用机理

氢气的生物学效应机制中被广泛接受的是，氢具有良好的还原性，具有选择性抗氧化作用。人体组织由60万亿~100万亿个细胞组成，细胞新陈代谢的过程是细胞中的氧与细胞中的线粒体中经酶促降解作用而产生能量的过程，在这个过程中，细胞中的氧在转变为水的过程中，会产生许多活性氧，它们是指在生物体内与氧代谢有关的含氧自由基和易形成自由基的过氧化物的总称。自由基和活性氧是生命体中非常重要的活性物质，大部分自由基或活性氧对机体有益。但是总有少数的活性氧（2%~5%）在反应过程中泄漏出来，成为多余的氧自由基，从而导致组织的伤害，乃至诱发各种疾病和促使机体衰老。在正常情况下，身体的自由基处于不断产生和不断消除的动态平衡中，自由基过多或者过少都会对身体组织产生伤害。

自由基中的羟基自由基为高反应性自由基，反应距离短，速度快，攻击性强，对细胞等组织的毒性强，毒害大。在不同的条件下，水本身就会产生不同数量的羟基自由基，因此由于水的生产、加工、矿物质含量的不同都会引起水中羟基自由基含量的不同。这就说明不是所有的水对人的健康都有益，长寿地区的人之所以长寿，水在其中也具有一定的作用。北京公众健康饮用水研究所对全国不同地区的水进行抗氧化测定，发现不同地区的水抗氧化性差别很大。特别是那些长寿地区的水，其羟基自由基的清除率和总抗氧化性较纯净水高数倍以上。

除了优质的天然饮用水以外，人们发现在水里加入氢气或者把水电解，使水里含有一定的氢分子或者氢离子，这种水具有很强的还原性。

富氢水的主要机理如下：

● 氢气比水更快被胃肠道吸收并进入血液，通过血液循环运输到全身各个组织器官。

● 氢气的生物学作用在于清除体内活性氧或自由基，尤其是对于羟基自由基的清除尤为明显。

● 氢气的抗氧化性主要是通过选择性抗氧化，仅清除有毒自由基。对于人体所需要的良性自由基没有破坏作用。

生产富氢水的方法

大量的医学实验证明，饮用富氢水与吸氢具有相似的作用，对很多种疾病具有很好的疗效，并且没有任何的毒副作用，使用安全可靠。

由于氢气在水中的溶解性低，容易逃逸等特点，各个厂家或研究单位均在致力于提高水中氢气的浓度，延长氢气在水中的溶存时间以及试图加热饮用等，由此产生不同的富氢水设备的制作方法：

方法一：采用纳米氢气气泡法。主要采用物理方法，例如分散空气法、溶气释气法和超声空化法等，将氢气变成纳米气泡加入水中。这种方法的好处是氢气浓度较高，不污染水质，对水质的影响不大。缺点是装置复杂，设备价格昂贵，难以做到小型化。适用于工厂化生产富氢水。这种方法生产出来的富氢水对包装物要求较高，因为氢气容易逃逸，一般的玻璃、塑料均无法长期保存。有些厂家采用铝箔或者铝罐包装，其氢存留的时间虽然延长了，但货架期依然较短。

方法二：采用电解法。水通过电解在阴极产生氢气，并释放到水中。这类产品常见于富氢杯、富氢机等。尤其是富氢杯可以随身携带，随做随喝。但是水电解的过程中电解片质量的好坏是该类产品是否安全的关键点。质量较差的富氢杯，电解时容易在阳极产生臭氧、氯气，如果水中有含氮物质存在，会产生亚硝酸盐等。另外有些电解片常常有覆膜，使用时间长后，覆膜破损会有重金属析出，从而降低了水的安全性。

方法三：非电解式富氢棒。它是利用金属镁与水发生化学反应可产生氢气的原理，同时可以产生少量的镁。有时为了增加红外性能或者改善口感等，往往在其材料中加入一些生化陶瓷。为了使氢棒使用寿命延长，需要对金属镁进行煅烧等处理，以使其与水的反应速度缓慢并且稳定。特点是便于携带，物美价廉。缺点是在使用的过程中由于水中的钙离子容易在金属镁的表面形成一层氧化膜，使得使用效果逐渐降低，因此在使用时，要经常用酸性物质，例如醋、柠檬酸等来中和氧化层。另外最容易被诟病的是可能会有重金属析出，影响水的安全性。

还有很多生产富氢水的方法。目前很多研究单位、医学机构和水设备的生产企业均在致力于提高水中氢的含量、氢的保存时间以及提高水的安全性等方面进行了大量的研究，相信各种新成果将会不断涌现。

富氢水的效果

富氢水的医学效应机理到底是什么呢？为什么会得到各界人士的追捧？其实富氢水效应并不是水本身的功能，躲藏在水里的氢分子才是真正的"幕后英雄"。氢分子已经成为生命科学领域的研究热点，短短几年内，已有上千位医学领域的科学家投入到这个领域，发表相关论文1000多篇。众多医院相继投入临床试验。目前研究发现至少有70种以上的疾病都与自由基有关，而氢分子是清除自由基最好的物质，它专门对抗自由基中占绝大多数的羟基自由基，具有靶向性。

2007年，日本科学家首次在国际权威医学杂志发表氢气对脑梗死有保护作用的文章后引起国际众多学者的极大兴趣。目前关于氢气治疗与改善健康的研究领域涉及：癌症、动脉硬化、高血压、高血糖、高血脂、痛风、肝肾疾病、类风湿、过敏、哮喘、阿尔茨海默病、帕金森病、抑郁症等70余种疾病。国内第二军医大学、第四军医大学、泰山医学院、复旦大学、浙江大学、天津医科大学、长海医院、东方肝胆外科医院、解放军总医院、协和医院、天坛医院、四川大学华西医院等著名医学研究机构都参与了氢气医学的研究，学者们仅国家自然科学基金就获得50多项。钟南山、吴孟超、王红阳、夏照帆、王忠诚等院士也积极参与了氢气医学的研究，钟南山院士在2016年4月16日世界胸科大会上发言指出"氢分子主要针对慢性疾病，最基本的是抗氧化应激的加强作用，不是单纯修复作用，有利于机体恢复，理念是对因治疗而不是对症治疗"。

如何使用氢气和富氢水

1. 吸氢

使用吸氢机。人体吸氢，氢是最小的气体能够快速进入血液，参与血液循环，氢跟着血液流动，不断地渗透到细胞中，细胞不断地消化氢与毒性自由基，血液不断地输送氢，最终血液中的氢浓度会不断地增加，达到饱和状态。

吸氢的时间：

● 对于健康人，每日吸氢两次，每次30分钟就可以起到保健作用。

● 对于病人，每日吸氢两次，每次1小时，血液中的氢浓度就可以达到饱和。

● 对于重症病人，每日吸氢两次，刚开始每次1小时，之后可以慢慢增加时间，一次性吸氢为2小时。

何时吸氢最好：

氢气安全性好，通常没有剂量控制，对于健康人群来讲可以采用碎片化时间吸氢，病人一般要养成习惯。

● 最好固定时间吸氢。

● 对于工作较忙的人随时随地利用碎片化时间吸氢。

● 吸氢和喝富氢水联合使用效果最好。富氢水进入消化道，对消化道菌群有益，吸氢使得氢进入呼吸道，快速进入血液和细胞。二者的效果相辅相成。

2. 经皮

使用专门的沐浴用制氢机，用于泡浴，例如洗脸、足浴等，对于皮肤的痤疮等皮肤病均有良好的作用。每日1~2次。

3. 饮用

使用富氢杯或富氢机，最好使用优质的矿泉水或山泉水，每日1~2升，每升中氢含量为800~1000微克/升。

第十一节　海洋深层水：理想的健康饮用水

正当地球表面的淡水资源受到污染越来越严重时，科学家们已把目光瞄向海洋深层水的开发与利用上，海洋深层水越来越受到人们的关注。

海洋深层水是指在200米以下的海洋深处的海水。这里阳光照射不到，海水一年四季保持低温状态；同时，水中富含海洋生物生长必需的营养成分，并且水质极为洁净，几乎不含有机物和病原菌。

100%的"绿色"之水

海洋深层水的概念是由日本学者提出的，在美国夏威夷外海有一条洋流，又叫海流，是指大洋表层海水常年大规模地沿一定方向进行的较为稳定的流动。洋流是地球表面热环境的主要调节者。洋流可以分为暖流和寒流。若洋流的水温比到达海区的水温高，则称为暖流；若洋流的水温比到达海区的水温低，则称为寒流。取水的位置正好位于洋流之中，该洋流循环周期为数千年。

处于海洋"无光层"的深层水，除了远离人类现代文明的影响以及不受陆地、大气化学物质、病菌的污染外，本身也无生成病原菌等细菌的条件。因此，海洋深层水是非常清洁的无菌自然之水，是100％的"绿色"之水。

从一般规律看，海水的深度越深，可利用资源的含量越高。深层水中的各种资源还具有稳定、开采若干年后即可恢复、一种物质中含有多种资源等特点。地球上的海洋平均水深约3800米。按水深200米以下就可称作海洋深层水计算，海水中95%以上都是海洋深层水。仅从这点就可看出，海洋深层水是一种取之不尽、用之不竭的宝贵资源。

海洋深层水的开发利用是通过一条特制的管子把海洋深层水抽到地面进行一定技术处理后就可使用。美国是最早开发利用海洋深层水的国家。日本关于海洋深层水的利用开发起步较晚，但发展很快，其对海洋深层水的开发利用是从对海水进行脱盐、制取饮料水开始的，逐渐扩大到利用深层水高纯度的特性制造食品、化妆水；利用海洋深层水制成人造温泉，治疗各种皮炎和减肥；此外，利用海洋深层水探索深海鱼类、虾类、贝类、蟹类生长秘密的试验也在进行中。溶解的营养成分在长年深海水压的强大作用下，几乎均以活性的游离离子形式存在。人体在吸收这些水分子的同时，也吸收了所含的营养成分（无机盐及矿物质）。现在，世界上开发和利用海洋深层水的国家和地区只有韩国、挪威、日本、美国和中国台湾。

海洋深层水的汲取和利用

迄今为止，由于研究的滞后以及深海汲水技术要求的技术含量较高，对海洋深层水的研究和认识还比较贫乏。近年来，欧美、日本、韩国和我国的台湾等开始对海洋深层水表示出了极大的兴趣，并进行了大量的科学应用研究，使有关海洋深层水的定义和许多概念得到了进一步完善。根据最新研究资料的说明，对人类有利用价值且能被人类现有技术所汲取和利用的海洋深层水，至少应该具备以下两个特点：

第一是深层循环：

即因海洋深层水与表层水水温以及盐分浓度的差异而发生的海水深层大循环。认为大西洋南北两极冰山不断融化，由于其水温、盐分浓度与海水差异，这些水源源不断地自然沉入千余米以下的深海，从而形成了一个在海洋深层缓慢流动的大深层流。该深层流源起北极格陵兰海，以每秒3000万吨的流速、共花1500年的光阴纵断大西洋，与南极的德雷克海峡的溶冰深层水汇合。该深层水流在此得到了大量的充实，然后再以1000～1500余年的时光沿南印度洋和南太平洋缓慢流向北太平洋。从北极格陵兰海起共计经历2000～3000年漫长岁月的迁移，该深层水流的水温缓慢上升，最终在北太平洋（阿拉斯加南部海域）浮起转为中层水或表层水。变为表层水后，该水流再经太平洋、印度洋向大西洋回流。然后又在南北两极再转为冰—融化—沉入深海—发生深层水大循环，这样，以4000～5000年的漫长岁月为周期周而复始形成了"海洋深层水大循环"。

第二是涌升现象：

由于地球自转引起深层水流上升或深层水流碰到海中山脉（岛屿）等上升的现象，该现象至今为止均为自然涌升现象。所谓深层水的自然涌升现象，指在水深上千米以下缓缓流动的海水，一部分因与大陆架的挤压、或碰到海中山脉（岛屿）而产生的涌升流。正是因为有海洋深层水的涌升流，使人类利用现有的汲水技术，开发和利用海洋深层水成为了可能。夏威夷的海洋深层水实际上是1000～6000米深"海洋深层大循环"的海水。因为夏威夷处于太平洋深层水大循环之要道，深层水流到这里碰到海中山脉（夏威夷群岛）发生涌升，从而使人类第一次实现了从675米深处大量汲取1000～6000米深处流动的大循环深层水的梦想。

自1958年海洋学家斯通梅尔提出"海水热盐深层大循环"（或"海洋深层大循环"）理论后，世界上海洋学家所说的"海洋深层水"则多指狭义的大循环深层水。因此，本书中所提的"海洋深层水"均为狭义的"大循环深层水"，而并非水深在900米以下的深海水（所谓的"广义的海洋深层水"）。

海洋深层水的特点

海洋深层水处于无阳光进入的海洋"无光层"，而且远离来自人类、陆地以及大气的化学物质的影响和污染。研究结果表明，海洋深层水至少具有以下三大主要特点：

● 温度恒定且成分稳定

不受阳光照射，不像海洋表层水温度变化无常，深层水终年温度不变，恒定于8～10 ℃。海洋深层水中含有曾经孕育过生命的、对植物生长和人体健康都不可缺少的90余种无机盐以及矿物质（包括微量元素）。除了其成分丰富外，由于这些水以漫长的时光流动于"无光层"的海洋深层，无光合作用发生、不受外界影响，因此所含的成分十分稳定。

● 易被人体吸收

海洋深层水亿万年在深海强大的水压作用下，其水分子团明显小于陆地上的水分子团。水分子团之中溶有的营养成分（无机盐及矿物质）在长年深海水压的强大作用下几乎均以活性的游离离子形式存在。因此，人体在吸收这些水分子的同时，也吸收了所含的营养成分（无机盐及矿物质）。

● 无菌纯净性

处于海洋"无光层"的深层水，除了远离人类现代文明的影响以及不受陆地、大气化学物质、病菌的污染外，本身也无生成病原菌等细菌的条件。因此，海洋深层水是非常清洁的无菌自然之水，是100%的"绿色"之水。

普通海水与海洋深层水的区别

海水中的矿物质组成与我们人体血液中的组成相似，人体血液中镁与钙的含量比为3:1，海水也是如此。浅层海水由于人的活动较多，海水中含有大量的农药、化学物质等各种污染物。虽然矿物质组成相差不大，浅层海水的污染却是不容忽视的因素。可能人们有一个疑问，淡化海水是人类的一种补水的来源，而淡化海水所用的都是浅层海水，我们为什么要舍易就繁，耗能耗电来汲取海洋深层水呢？

我们都知道海水90%以上都是氯化钠，因此海水是不能饮用的。海洋深层水的加工特点就是除去水中大部分的氯化钠，保留海水中矿物质。与淡化海水的加工不同，淡化海水是利用闪蒸和反渗透膜处理水，可以把水中污染物和矿物质大部分去除，保留海水中的水分。因此淡化海水又称为脱盐水。大量的医学实验证明长期饮用脱盐水，会引起人们患心脑血管疾病的风险增加，以色列等国家发现长期饮用这种水会造成癌症发病率的增加。因此以色列提取淡化海水作为饮水时，会在水中添加一些矿物质。

海洋深层水的加工与淡化海水不同，它是提取水后，用反渗透膜将海水浓缩，采用负压蒸馏的方法，去除海水中的氯化钠，将矿物盐浓缩而成。处理成的海洋浓缩液最主要的阳离子是镁和水中的各种微量元素，而阴离子是氯离子和硫酸根离子。通常海洋深层水制成浓缩液后，得水率仅为2‰~3‰。因此海洋深层水的价格居高不下，取决于两个因素，一个是取水的成本，其取水的成本一般为陆地打井取水的5~6倍，另一个就是浓缩加工的成本。同时对于海水的水质要求极高，在提取浓缩的矿物质的同时，污染物也在浓缩。因此要取得优质的海洋浓缩液对于海水质量要求更加严格。

海洋深层水的发展趋势

通过国内外许多生物医学实验和对长期饮用海洋深层水的人群进行流行病学调查，可以看出，常饮海洋深层水对人有保健作用，对某些营养代谢障碍病有一定的疗效。

海洋深层水富含镁元素。现代营养学研究证明，镁元素对人体生命的重要性不亚于钙元素。只是当前人们只重视钙的补给，忽视镁的存在。海水不但含镁丰富，而且镁与钙的含量呈3∶1的黄金比例，与人体血液和孕妇的胎儿羊水所含的比例惊人地相似。人体生命信息和海洋信息息息相关，也从另一方面验证了生命来自于海洋。

对工农业来讲其用途更加广泛。可以用于海水养殖，使用海洋深层水养殖的海产品口感和成活率较高；可以用于叶面肥，在海洋深层水中添加氮、磷、钾成分，使叶面肥配比合理，功效完善，增产增收效益显著；可以用于在沿海地区利用温差发电，节约能源；可以用于冷冻空调；可以用于观光休闲，用海洋深层水浸泡身体，对脑神经有好处；可以用于制作化妆品、药物、保健食品和饮料；可以用于食品加工，例如啤酒发酵等。由于海洋深层水具有许多其他水无法替代的特性，就海洋深层水在食品饮料上的衍生产品而言，单凭它具有的洁净、营养丰富、极易吸收的特性，就有许多利用价值亟待我们去继续开发。随着对海洋深层水的不断开发，它的利用价值也越来越受到人类的关注。目前，人类对海洋深层水的认识和开发均处在初级阶段，如何利用海洋深层水，还有很大的发展空间。

使用海洋深层水的理由

我们在水中矿物质一章中谈到了镁是生命的明灯，海洋深层水中常量元素富含镁，是补镁最好的选择。首先，它是纯天然的，水溶性高，水中矿物质呈现水合离子态，人体对它吸收率高。现代饮食结构中试图通过食物来补充镁是难以做到的，全世界50%左右的人都缺镁。从目前的研究来看，通过补镁对某些慢性病具有良好的作用。国外的膳食营养中镁的推荐量为350毫克/天，由于从大量的研究发现，每日镁的摄入量不足以满足人的需要量，专家们推荐每日摄入量可以增加到420毫克。

可能有人会说，我们可以吃一些食品添加剂，例如一些钙镁片来补充。一次大量摄入钙片和镁片，二者的吸收是互为拮抗作用的。台湾学者用含镁食品添加剂和海洋深层水分别对癌细胞进行体外培养实验，发现使用海洋深层水的癌细胞生长被抑制，而含镁的食品添加剂使癌细胞生长速度更快。

还有人会说，我们可以选择一些含镁的水来饮用。在陆地上天然水中钙镁比例通常为2∶1~10∶1，呈现出钙高镁低的特点。台湾学者曾经进行过一个实验，把人群分为三组，一组饮用纯净水，一组饮用化学添加剂配制的水（其成分与海洋深层水相类似），还有一组是饮用海洋深层水，实验结果显示，使用海洋深层水的人其血清总胆固醇和低密度脂蛋白显著降低。见下表。

表　6周实验结束时，血清总胆固醇、低密度脂蛋白、高密度脂蛋白和甘油三酯

单位：毫克/分升

	血清总胆固醇	低密度脂蛋白	高密度脂蛋白	甘油三酯
纯净水	239.9	154.6	51.7	171.1
配制水	233.6	144.1	45.0	177.4
海洋深层水	210.4	130.6	40.8	165.9

如何使用海洋深层水

一、经皮

（1）将海洋深层水滴在纯净水中1~5滴，把面膜纸浸在水中，作为面膜使用，可使皮肤美白、防止长痘。

（2）把海洋深层水加入到按摩油中，与按摩油同时使用，可使皮肤更滋润。

（3）被蚊虫叮咬后，直接将海洋浓缩液抹在叮咬处，可以止痒。

二、饮用

配制高浓度的海洋浓缩液，每日饮用一次，也可以分几次饮用。配制的比例为用纯净水或者矿泉水将水的总硬度调至1000毫克/升。

第十二节 富锶水：未引起足够的重视

锶为人体不可缺少的一种微量元素，具有一定的有益生物学作用及医疗、保健和预防的效能，但是它的营养作用至今没有得到多数国际学术组织的认可。国际矿泉水标准中也没有锶的指标。

虽然锶不属于人体必需微量元素，但它具有一定的生理功效。一些实验研究表明，锶、钙、镁、锂等可以降低心血管病的发病率。其作用机制可能与上述元素在肠道内与钠竞争吸收部位，从而减少钠的吸收及增加钠的排泄有关。有研究表明钙和锶存在着平衡的关系。

锶与人体健康可能存在以下关系：

● 维护骨骼健康

它可能与骨骼的形成密切相关，参与骨钙化，具有促进成骨细胞形成和抑制骨细胞骨吸收的功能。能促进骨骼发育和类骨质的形成，并有调节钙代谢的作用，减少骨质疏松患者骨折的发生率。

● 预防高血压及心脏病

饮水中和尿液中锶水平与高血压性心脏病呈显著负相关关系。可能是锶与钠竞争吸收部位，从而可以减少钠的摄入，降低了体内钠的含量，锶还与心血管的功能和构造有关。

● 刺激神经和肌肉的兴奋

锶与神经和肌肉的兴奋有关，可以用来治疗一些由于副甲状腺功能不全导致的抽搐症状。锶过多也会引起一些不良的影响，例如在西伯利亚乌罗瓦河谷地带有一种地方病，称为乌罗瓦病，就是由于该地区高锶低钙，从而出现关节疼痛，骨骼变形，肌肉萎缩。还有一些地区会引起锶型佝偻病。缺锶还会引起龋齿，许多的流行病学调查结果中显示，牙釉质中的锶含量与龋齿呈负相关关系。

一般成年人每天从饮食中可以获取1.9毫克锶，吸收率一般达到17%~38%。锶的吸收和代谢为平衡状态，只有大量摄入时，才会引起锶的蓄积。每天摄入的1.9毫克的锶，从尿中可以排出0.34毫克，粪便排出1.3毫克，汗液排出0.24毫克，毛发中排出0.02毫克。根据成年人锶的排出量来推测每天每人摄入的锶量应控制在2毫克/天。

第十三节　磁化水：须在医生的指导下饮用

磁化水也是一种功能水，它是模拟地球磁场剧变而提高水的能态制成的水。

磁化水的由来

地球是一个巨大的磁场，水是极性分子，它与世间万物一样，都具有磁性。磁场分为宇宙磁场、地球磁场、物理磁场和生物磁场，四者紧密相联。研究发现，地球的磁场在不断地退化，各种污染的迅速增加以及人们对水的过度掠夺，使得水休养生息的时间缩短，不能获得充分的能量，造成水本身具有的功能——活性不断下降。

于是，人们这才想起用物理磁场对水进行处理。

其实，磁力早在古代就被应用于医学上。晋朝陶弘景所著的《名医另录》一书中，就提出"炼水饮之，可养肾脏强筋骨"。炼水之物，就是磁化水。很久以前，人们就曾将磁石悬于水井之中，让居民饮用经过磁化的水，以治疗疾病。而从古文献上也可以看到，三国时期的名医华佗就已懂得磁疗。到了明代，药学家李时珍在《本草纲目》中记载着，磁力处理过的水有"去疮瘘，长肌肤""长饮令人有子，宜入酒""壮阳"等功效。

到了近代，美国科学家发现，磁铁对所有具生命的东西具有两种截然不同的效应，而非只是一种。正磁场效应：带正电、氧化、酸性化、活化、兴奋、压力、顺时针转；负磁场效应：带负电、还原、碱性化、放松、镇静、抗压、逆时针转。

水在正极或负极磁性作用下，也呈现不同的生理功效。在正极的作用下，水呈正极效应。例如对于水垢来讲，在正极条件下，水中的碳酸根与碳酸氢根离子的动态平衡向生成碳酸氢根离子的方向进行，水不容易结垢。在负极条件下，则反之。

于是，科学家就让普通水以一定流速，沿着与磁力线垂直的方向，通过一定强度的磁场，得到了磁化水。这种水，由于打破了长链水分子团，因而能够提高水的活性和能态以及水对营养的输送能力。

磁化水与一般水有何不同？

水被磁化后，分子团大小发生了变化，也会产生电能，这种电能转化成水的内能。在该内能的作用下，活化了水分子。

磁化水在工业、农业和医学等领域，有着广泛的应用。

比如在工业上，磁化水被广泛用于各种高温炉的冷却系统，对于提高冷却效率、延长炉子寿命起了很重要的作用。一些化工厂用磁化水加快化学反应速度，提高产量。

在农业上，用磁化水浸种育秧，能使种子出芽快，发芽率高，幼苗具有株高、茎粗、根长等优点；用磁化水灌溉，可使土质疏松，加快有机肥分解，刺激农作物生长。此外，有些畜牧场用磁化水喂养家禽家畜，可使禽畜疾病减少、增重快。

在医学上，磁化水可被用来治疗多种疾病。有报道称，磁化水对治疗各种结石病症（胆结石、膀胱结石、肾结石等）、胃病、高血压、糖尿病及感冒等均有辅助疗效。

但是，目前还没有足够的证据来证明饮用磁化水对人体健康的影响。根据目前所能查阅的文献报道，认为经过磁化的水，由于渗透压、表面张力、盐类的溶解度等性质均发生变化，可增加生物膜的通透性，降低血的黏稠度，保持血管弹性，饮用后可防止血栓形成，预防并软化结石等。

由于有关磁化水的生物医学研究还比较少，磁化水更像是一种医疗用水，而且效果不稳定，故应当谨慎使用。若要饮用，也须在医生的指导下进行。

第十四节　瓶装饮用水与饮料如何选用

选择瓶装水时，要根据自己的身体状况和经济条件来选择。仔细阅读瓶装水的标签，饮用天然矿泉水的标签中包括如下内容：采矿许可证、取水证、生产许可证、生产厂址、生产单位、执行标准、商品名、商标、水的主要成分等诸多内容，在瓶身通常标示了生产日期。作为消费者，在购买时可以采取下列步骤：

- 瓶装水是否在保质期内。

- 看水源地，首选那些人迹罕至的地区或自然保护区内生产的瓶装水。

- 饮用天然矿泉水通常都标示出水中的各种主要矿物质含量；而人工配制的矿物质水或其他饮料通常有配料表，以此来分辨瓶装水类别。

- 观察水中的矿物质含量，重点看溶解性总固体（TDS）含量。作为常规饮用可以选择500毫克/升以下，选择pH为7.5~8.0，钠离子含量小于60毫克/升的矿泉水；然而一些具有特殊功能的矿泉水，例如苏打水、钒水、锂水、高重碳酸盐的水等，饮用量通常有一定的限制，消费者要根据自己的身体状况选用。

- 观察瓶装水的执行标准，饮用天然矿泉水和饮用纯净水均执行国家标准（GB），同时在商品名下显著位置上标示了水种。DB为地方标准，浙江省出台了天然泉水的地方标准。QB为企业标准。

- 选择饮料、矿物质水及人工配制的瓶装水需仔细阅读标签上的配料表，消费者通过配料表可以了解该饮料中主要添加剂的种类。根据种类的不同选择自己所喜爱的口感，并满足时尚的需求。有些饮料还含有对人体有益的营养成分，消费者可以灵活选用。饮料和一些人工配制的瓶装水与优质天然矿泉水不同，不能作为补水的主要来源，饮用的数量也应有所限制。

第十章

健康好水
在哪里

第一节　给您的细胞补最好的水

人体是由60万亿～100万亿个细胞构成的复杂系统，而水又是组成细胞的重要成分。可见，细胞与水的关系非同寻常。人体丧失大部分脂肪、50%的蛋白质等物质还可以生存，然而如果没有水，细胞便不复存在。人体内如果失去1%～2%的水就会口干舌燥；失去5%的水则会烦躁不安；失去15%的水会导致昏迷；失去20%的水则会危及生命。

细胞在人体内是动态的过程，细胞的寿命为120～200天，一个细胞分裂55次，每天大约合成100亿个细胞。人的生老病死问题，实际上是细胞的生老病死问题。现在的细胞生物学只研究细胞组成形态结构和功能，而忽视了占细胞成分80%的水的研究。国外有报道称人体细胞内的水均呈小分子状态，但人体内是何种力量能使细胞内的水呈小分子团，目前尚不清楚。有科学家提出这样的说法，即外来污染物造成人体细胞癌变，首先不是造成细胞组织癌变，而是造成细胞内的水发生病变和癌变，这种"病变水""癌变水"影响到细胞组织发生癌变。这个推理，还有待科学证实。

中国环境科学研究院的一些专家也认为，人的疾病80%与水有关。垃圾、污水、农药、石油等废弃物中的有毒物质很容易通过地下水或地表水进入食物链。而一切有生命的物体，其最基本的活动——新陈代谢都是通过水的运动来实现的，体内所需的营养物质，蛋白质、脂肪等，最终要溶于水才能被血液输送，被组织吸收。当被污染的动植物食品和饮水进入人体后，就可能使人体罹患癌症或其他疾病。因此，饮水及食物的质量对生命体的健康状况起着关键作用。

可见，人体健康首先要保持人体细胞健康，而细胞健康则必须保证占细胞80％以上的水的健康。要想增加细胞繁殖数，延长细胞寿命，延缓细胞衰老，就必须给你的细胞补最好的水。

也就是说，不但要经常喝水，而且最好是喝未经污染、充满生命活力的水——地下天然矿泉水、冰川泉水或海洋深层水。

第二节　揭开"奇泉圣水"的神秘面纱

"女儿国"是喝水造成的？

说起"女儿国"，我们最熟悉的就是神话小说《西游记》里的"西凉女国"了。书中说唐僧师徒四人前往西天取经，路过一个"西凉女国"，该王国里全是女人，没有男人。该国有一条"女儿河"，女人们只要喝了河里的水，就会受孕生出女儿。虽说这是个神话故事，当真不得，但小说作者吴承恩也并非完全是杜撰，自有一定的现实基础。在唐朝高僧玄奘所著《大唐西域记》中，就有对"女儿国"的描述："拂懔国（东罗马帝国）西南海岛有西女国，皆是女人；略无男子，多诸珍宝货，附拂逢国，故拂凛王岁遣丈夫配焉，其俗产男皆不举也。"

现实生活中，也有不少"女儿国"。至于形成"女儿国"的原因，当地的人们猜测与饮水有关，但是喝水为何导致妇女只生女孩不生男孩，却让人百思不得其解。

各种版本的"女儿国"

在湖南省郴州市石盖塘镇，有一个叫坦水岭的村子，因近40多年来几乎没有出生过男孩，当地人称其"女儿村"。该村的人80％为女儿身。该村为了延续后代，几十年来只得从村外招上门女婿延续香火。尽管这些外来女婿不断改变这里的血缘关系，但只生女儿的命运并没有改变。而且奇怪的是，这些"倒插门"女婿往往怪病缠身。几年前，该村的最后一位"倒插门"女婿也突然得病去世了。外村男人因害怕不长命，再也没有人敢来村里做"倒插门"女婿。该村女人们也不愿意留在村里，纷纷出去打工，在外结婚成家。

对于这种奇怪现象，坦水岭的村民也搞不清楚原因。许多村民认为，他们是因为经常饮用村里唯一的一口泉水，才导致妇女只生女孩不生男孩的。他们从《西游记》里的"女儿国"受到启发，称该泉为"女儿泉"。

"女儿国"是水中化学元素在作怪

在广东某山区的一个村寨里，数年前连续出生的也尽是女孩，村里人急了，照这样下去，该地区岂不就变成"女儿国"了吗？有迷信者前往求神佛，也无济于事。一位风水先生认为，这是因为地质队在后龙山寻矿，把龙脉破坏了，而遭到了报应。一些村民信以为真，就千方百计地找到了原来在此地探矿的地质队，闹着要他们赔"风水"。于是，地质队又回到了这个山寨，经过深入调查，终于找到了原因。

原来，地质队在探矿的时候，钻机把地下含铍的泉水引了出来，扩散了铍的污染，使饮用水的铍含量大为提高，长时间饮用这种水，会导致生女而不生男。经过治理，情况得到了好转，该"女儿国"又生出男孩了。

在福建省清流县有个高坂村，该村是在1965年泉州兴建"惠女水库"时迁入的。在落户的20余年间，全村只有女婴出生，不见一个男婴降世。1975年，全村共出生了7名女婴，人们戏称"七仙女下凡"。由此，高坂村成为了远近闻名的"女儿村"。

为什么这么多年来村里人一直生女不生男呢？这个问题一直困扰着当地的居民。和其他地方的"女儿村"一样，人们也想到，是否与他们日常饮用的井水有关呢？直到后来，有一户人家把家搬到了小溪边，不再喝井水了，第二年，他家出生了一个男婴。这件事在当地引起了极大的轰动。1989年，经有关部门检查，发现水井中镉的含量过高。

镉属于有色金属，在自然界中与锌共生。镉主要通过食物、呼吸和水进入人体，并可以迅速地转移到血液，在血液中的90%～95%的镉存在于红细胞内，与血红蛋白结合，分布在全身各个器官中，主要存在于肝、肾和骨骼中，特别是肾的皮质层中含量最高。

镉在身体内可以影响机体内许多酶的活性，或是抑制肝、肾组织内酶的活力。在肾脏和骨骼中，镉会取代骨中钙，使骨骼严重软化，骨头寸断；镉还会引起胃脏功能失调，使锌、镉比降低，而导致高血压。镉的毒性是潜在性的，即使饮用水中镉的浓度低至0.1毫克/升，也能在人体（特别是妇女）组织中积聚，而且很难被人体代谢出去。其潜伏期可长达10～30年，且早期不易觉察。镉还会致癌——前列腺癌和肾癌、致畸和致基因突变。

镉是人出生后由环境中摄入，在刚出生的婴儿身体中几乎不含有镉。世界卫生组织规定，在饮水中镉不应超过0.003毫克/升。然而随着工业废水的排放，镉进入水体，形成镉的污染；此外，一些水管的焊料含有镉，能引起水中镉的含量增高。

科学家认为，许多地方形成"女儿国"，可能与当地作为饮用水源的泉水、井水、河水受到了镉、铍等化学元素污染有关。人体中这些化学元素增多，可以影响男性胚胎的存活。科学家们曾经做过实验：在老鼠的饲料中加入一定量的镉，结果，其后代雄性出生率下降，而雌性出生率明显上升。湖南坦水岭"女儿村"里的狗，生的崽也多为雌性，正好印证了这个实验。

"长寿村"：山深水奇人多寿

人的长寿固然有多方面的原因，但世界卫生组织多次组织科学家们深入长寿地区调查后发现，长寿村居民长寿的原因，不仅仅与食物及居住环境有关，而且和当地饮用水的水质也有很大关系。

山深水奇人多寿

在苏联高加索地区有许多闻名于世的长寿村，其中有的人能活到130岁，甚至140岁。美国宾州大学的罗纳尔的·格兹博士的论文指出，高加索的长寿村是世界上唯一不会发生癌症的地方，连成人疾病的发病率也极低。为何长寿村居民会如此长寿呢？其结果不与当地特殊的食物及居住环境条件有关，而是与饮用水有直接关系。

研究人员经调查发现，那里的气候、水土与苏联其他地区并无区别，而且那里的老人也并没有吃什么特别好的食物或补药。唯一不同的是，那里家家户户都喝井水。这些井水都起源于附近高加索山脉顶端融化的积雪，雪融化后形成的水流经花岗岩、安山岩和玄武岩岩层，因而形成了不同于一般水的小分子水，还含有丰富的微量元素。经测定，pH是

7.2～7.4，呈弱碱性，与人血液的pH几乎相同。研究发现，那里的居民饮用的这种水都是小分子水。

当地长寿者的血压都偏低，他们的血管柔软无硬化，脉搏正常。正是没受到污染的微碱性的水，使这些长寿者的血管保持如此良好的状况。

"长寿村"的水有何独特之处？

广西巴马瑶族自治县是世界著名的长寿之乡，是多民族聚居地。在巴马，平均10万人就有30.8位百岁寿星，在世界长寿村中排第一位。1981年，在德国汉堡的国际老年医学大会上，认定中国的巴马为世界长寿县。1991年，在国际自然医学会第13次年会上，巴马被认定为世界第五个"长寿之乡"。

科学家认为，巴马人多长寿，主要是得益于水，得益于特殊的地质结构，特殊的矿产资源。巴马的长寿老人绝大多数都饮用山泉水。喀斯特地貌的山泉水保持着特有的清澈。而且据说这里的水有滋润护肤的功效，姑娘们洗浴后肌肤细嫩。

国际自然学会会长森下敬一博士曾这样评价巴马："巴马是天上遗落在人间的一片净土，就像中国龙嘴里含的珠子。"他称巴马的水为"长圣水"。

巴马长寿村的阳光好，空气好，水好，地磁更好，再加上巴马典型的喀斯特岩溶地貌，使得巴马长寿村的水具有以下独特的特点：

拥有无污染，稀有的、纯天然的具有独特特性原生态的健康饮用水水源；甘甜、爽口、没有异味；富含丰富天然微量元素，其中偏硅酸一项均达到国家矿泉水标准。研究表明，偏硅酸有助于预防阿尔茨海默病及有助于该病患者大脑中铝的排出，对症状的缓解具有辅助作用；pH为

7.2～7.4，天然的弱碱性。

长寿村独特的地球磁场，也是当地人长寿的主要因素之一。首先，高强度的地球磁场能直接改善人体的血液循环，同时使巴马当地的水质被磁化，将水变成小分子团的水。科学证实，只有小分子团的水能通过仅2纳米的人体细胞膜的亲水通道进入细胞内，从而活化细胞系统，发挥生命的活力。其次，高强度的地球磁场可以屏蔽阳光中的有害射线，使得当地免受太阳紫外线以及其他宇宙射线的伤害，也保持了长寿村当地年平均气温20.4 ℃，最高气温37 ℃的最佳生存温度环境。最后，地球磁场强度较高还能够起到清新空气的作用，使当地的空气中负离子含量很高，能够有效地消除人体内的自由基，使人体的疲劳素和血黏度降低，保持弱碱性体质。

长寿村人长寿的"秘诀"告诉我们，喝未污染的、小分子团、天然弱碱性的好水能使人长寿。然而，分析高血压、糖尿病、动脉硬化、高血脂、脂肪肝、儿童肥胖等现代病发病率逐年升高的原因、预防措施中，人们往往忽略了水对人体健康的重要性。

第三节　好水先要水源好

那么，什么是好水？什么样的水，才能称之为好水呢？

好水又称为健康水，好水主要针对人的生命安全与健康而言，需要达到安全与健康的统一，二者缺一不可。

古人对好水的认识

古人对于好水的认识，也各有千秋。

古人用雪水煎茶，唐宋以来的诗词常出现吟咏这种雅事的句子。如白居易"冷咏霜毛句，闲尝雪水茶"，苏东坡"磨成不敢付僮仆，自看雪汤生玑珠"。《红楼梦》里妙玉用多年前收集的梅花上的雪，储存在罐里埋在地下，夏天取出来煮茶，饮后觉得清凉无比。其实从科学的角度来讲，流水不腐，多年静水，难得清洁，可见并不是什么至高的享受。但古人为什么坚持用雪水煮茶？《饮食须知·卷一》中有简单的推理：隆冬季节，万物皆藏，虫豸不出，腊月雪水污染极少。所以，"用此水浸五谷种，则耐旱不生虫；酒席间则蝇自去；淹藏一切果实，永不虫蛀"。

李时珍在《本草纲目》中把水说得更为神奇："立春节雨水，性有春升生发之气。妇人不育者，是日夫妇宜各饮一杯，可易得孕，取其发育万物之义也。"可能今天的人会笑话李时珍用立春之水治不孕症，但我们现在不也是和古人一样，用水表达我们的意识形态吗？比如有的矿泉水用传奇故事，将水赋予了一种贵族气息，受到世人的追捧。

陆羽在《茶经》中是以"山水上，江水中，井水下"来给水排序，推崇水之活、清。山之泉流往往是源，受污染的机会少，不像江河众水杂聚，所以"山水"是好水。

但先人对好水的品质也有不同的表述，如大文豪欧阳修在《大明水记》里记载了一件事，说一位叫季卿的人品水，把水分成20种，雪水排在第20位，意即雪水为最差之水。

饮用水品质的关键——水源

如今的科学研究表明，饮用水品质的关键，在于水源。

地球上的原始水养育了生命，组成了生命体，因此，它与生命体所需要的水有着同一性，拥有生命体所需要的各种物质和维系生命活动的各种功能，能呵护人体健康。被污染的、已退化了的水，不但含有对人体有毒有害的物质，而且，使水对人体的生理功能严重退化。经过人工加工的水，加工的手段越精细水越纯净，水中对人体有益的物质就越少，甚至全部被去除，从而使水对人体的生理功能更加降低和退化。

目前作为饮用水的直接水源有两大类：一是天然水；二是市政供水（自来水），自来水的水源也是来自天然水。

天然水的来源主要有3种：

1. 陆地自然水，包括江河湖泊水、水库水和地下水（自然涌出的和人工抽取的）。

2. 冰川水，地球上98%的淡水资源以冰川的形式存在。

3. 海水，地球上97%的水资源以海水的形式存在。

然而，陆地自然水中的江河湖泊水，基本上都受到了不同程度的污染。地下水，除少数地质环境优越的深层水之外，多数也是被污染了的地面水浸流下去的循环水。俗话说，"海纳百川"，陆地上所有被污染了的水最终都流归大海。而且，海洋经历了数亿年的太阳光和各种各样的辐射，今天的海水与当初养育生命体的海水已经不可同日而语。

实际上，陆地自然水和海水都是在自然界不断进化反复污染、反复循环、反复净化的水。

拥有好的水源，才拥有健康之源。

第四节　好水还要好滋味

好水还要有好的滋味，即没有异味，口感格外清洌、甘甜。

然而，对于长期生活在城市中的人来说，作为日常饮用水的自来水，由于在进入我们的家庭、学校、厂矿以前都在自来水厂经过了絮凝剂沉淀处理和氯气的消毒处理，有的国家还进行加氟处理，经过这些化学物质处理的水不可避免地都会呈现出一些味道，我们天天饮用，久而久之也就习以为常了，以为这就是水的味道。有一天，当我们来到一些深山老林、人迹罕至的地方，发现天然的水，用手掬起轻啜一口时，你会不禁感叹道，这是多么好喝的水啊！

那么，水是否也有滋味呢？水能尝出味道来吗？

回答是：可以的！

水有不同的滋味

通常，我们把味道、气味和口感三者的综合感觉，称为滋味。味道、气味、口感，这三者的作用是相辅相成的。但是，在水的滋味的组成中，气味所占的比例很小，味道次之，最重要的是口感。口感是一个复杂的综合作用的结果。

以前，人们比较关心水的混浊度，并将其作为水好坏的主要感官指标。近年来，随着污染的加重和水处理技术的进步，混浊度已经不再是人们主要关心的指标，而是根据水的滋味来判断水质的好坏。

水的味道，主要受水源地的地层结构和地质状态的影响。当人们品尝不同的水时，会发现不同组成的水，味道有所区别。

1. 咸味：一般水中钠含量大于60毫克/升时，口味比较敏感的人就可以喝出咸味。在我国北方有些地区，水的硬度高，有些家庭就用钠离子交换树脂对水进行处理，用钠来置换水中的钙离子，从而降低水的硬度。这种水喝起来就感到有咸味，这种处理后的水中钠离子浓度高，不适合人们饮用；可将其用于洗浴，还可防止管道的结垢。

2. 苦味：许多地下水，特别是水温比较高的水，通常含的硫酸盐比较高，这种水就有一些苦味。当用含有硫酸根较高的水去冲咖啡、茶和调制一些有色的饮料时，不仅影响到这些饮料的味道，而且会造成这些有色的饮料发生变化。水中镁元素过高也会影响水的口感。

3. 酸味：水的pH对滋味也有影响。在自然状态下的水一般的pH为7～8，当pH达到4时，水喝起来就感觉到有点酸；反之，当pH到8.5以上后，水就有涩味。

4. 铁锈味：有些矿泉水源水中铁的含量很高，这种水喝起来就有一股铁锈味。

5. 臭鸡蛋味：如果水中含有大量的硫化氢，就会造成水有臭鸡蛋味。

好水要有好的口感

口感是水的滋味中最主要的指标。饮水中可以感觉到的各种各样的味道，可能是由有机物或无机物综合构成的。另外，水分子团的大小对口感也有一定的影响。一般来讲，水分子团小的水，口感比较好，入口后有甜味；而分子团比较大的水，口感较差。而当水受到不同污染物的污染后，水也呈现出不同的味道。我国南方许多地区的水中藻类污染比较严重，水喝起来有一点儿土腥味。

水的口感受到多种因素的影响，例如人的感觉、灵敏度的不同，可能会造成不同人有不同的口感。因此很难对口感制定出一个统一的标准。

研究发现，水对茶叶的影响很大。茶叶的滋味总分（滋味化学鉴定法）与茶叶中的茶多酚和游离氨基酸的含量有关。茶叶用水浸泡后，茶汤里的茶多酚高则口感涩，而游离氨基酸含量高可以使茶汤香甜并具有鲜味。用纯净水沏茶后，水中的游离氨基酸溶出量低，而茶多酚的溶出量相对高，影响了茶汤的滋味总分，因此茶汤喝起来味涩而不香醇。

研究人员发现，在用不同水质与不同品种的茶叶进行比较时，好水泡出的茶汤的滋味总分，都比用纯净水泡出的茶汤的滋味总分高。

第五节　水龄越长的水越好

水龄对大家来说还比较陌生。这是长期以来被人们所忽视的一个评价水质的指标，在国际上也是刚刚被关注。

水也是有年龄的。你也许要问，地球上的水不是一直在循环吗？从液态水，蒸发到天上，再变成雨水落下来，既然状态在不断地改变，哪还有什么年龄可言呢？没错，地球上自从有了水，水就在不断地循环，地球表面的水蒸发到天空，再以雨雪等形式下降到地面。所谓的水龄，指的是那些落到地面渗入地下后没有参与外界水循环的地下水水龄。

而水龄的长短，与水的品质有很大的关系。我们知道，地球上所有的生物都离不开水，而水每被用过一次，就会被污染一次。特别是现代工业的高速发展，当今世界水环境和水质受到了越来越严重的污染，已经严重地危及到人类的健康、生存。水龄越长的水，由于其参与外界循环的时间少，它受污染的程度就越低，品质就越好。但是也不能太长，如果时间过长岩石溶滤到水中的矿物质过多，也会影响水的品质。

所以，面对当今水的严重污染和退化，我们在选择天然饮用水时，最好选择那些水龄比较长的健康水。

第六节　好水一定是小分子团水

自从英国科学家亨利·卡文迪许于1781年发现一个水分子（H_2O）是由两个氢原子和一个氧原子组成的，直到现在，所有的教科书中一直沿用这个观点。其实，自然界的水不是以单一水分子的形式存在的，而是由若干水分子通过氢键作用而聚合在一起，形成水分子簇，国内俗称"水分子团"。

研究发现，水分子团小则容易被人体细胞吸收，提高全身氧的运输能力，促进细胞内废物及毒素的排出。好的水一定都是小分子团水。这里应该强调一点，水分子团大小只是评价水质的其中一个指标，而不是全部，因此，小分子团水不一定都是好水，评价水还要结合其他指标。

什么是小分子团水

近年内，愈来愈多的有关水分子簇结构的论文在著名的自然科学期刊上发表。2002年，美国《科学》杂志报道加州大学伯克利分校用电子显微镜观察到了结晶六环水；2004年，《科学》杂志又报道了耶鲁大学等观测到稳定的纳米级结构的分子簇水。在长期静止的情况下，水可形成多达几十个水分子的团簇。这些大分子团是随机的、无定形的链状线团，其溶解能力、渗透力都很低，不易被动、植物和人吸收（也就是说，分子团越小的水，越容易被人体细胞吸收）。不过，这些无定形结构的分子簇可以经一定的物理化学技术处理，使其成为较小的分子簇。例如，自然界的地磁作用、人工的地磁、远红外线、振动、超声波、磁化等方法，都是常用的物理处理方法。极性的水分子在电磁场中，也可以被磁化和有序化。

科学家还对水分子簇的影响因素进行了一系列研究。实验结果显示，水中有机污染物，不但直接对人体产生危害，而且明显地增加水的半幅宽，即增大了水分子团，降低了水的活性利用率及对人体的生理活性，潜在地影响了人体的健康和生命质量的提高。

科研人员对水的分子团的大小进行测定，特别是日本、美国、中国台湾等国家和地区对各种水进行半幅宽的测定发现，国际上认定的长寿村水、天然的优质水的半幅宽都小于100赫兹；而蒸馏水、雨水和自来水的半幅宽一般都在100赫兹以上。一些测定数据可参见下表。

国内测定的水半幅宽平均参考数据表

水样	水分子团（单位：赫兹）
自来水	110~130
泉水（受污染）	122
雨水	119
反渗透水	119
蒸馏水	118

水样	水分子团（单位：赫兹）
井水	105
普通矿泉水①	94
普通矿泉水②	84
天然优质矿泉水	68
巴马长寿水	66
海洋深层水	53.2 ± 1.9
冰川矿泉水	50 ~ 70

试验结果分析，小于100赫兹的水均可称为小分子团水。

小分子团水对人体大有好处

从上表中可以看出，天然优质矿泉水、长寿村水、海洋深层水、冰川矿泉水等好水都是小分子团水。小分子团水不一定都是好水，但好水一定都是小分子团水。

1992年，日本科学家卡塔亚玛研究衰老与细胞内结构水的关系时发现，儿童期的细胞里充满着自由态的生物小水簇；人到中年时，越来越多的自由生物水变成与别的化合物结合在一起的束缚大水簇，脸上开始出现皱纹；老年时候，皮肤、大脑，特别是骨头细胞内已经失去了许多自由态的生物小水簇。正常中青年健康人细胞内水多于细胞外水，如水不能进入细胞，便滞留在细胞间，而形成水肿。这些都是老化的标志。

研究还发现，团簇小的水对物质，如药物和营养物质的溶解性高。小分子团水可以提高水生物学利用率，容易被体内每一个细胞吸收和利用，提高新陈代谢的效率；可以重建细胞之间正常的信息交流，提高人体的自我康复功能；可以增强每一个细胞和周围组织结构间的信息传递，明显改善全身营养物质传送供应，提高全身氧的运输能力，并促进细胞内废物及毒素的排出，促进正常的基因信息的传递。

因此，要选择好水，一定要选择小分子团的水。

第七节　好水中氘含量低

为何冰川水会有如此奇效呢？国内外的科学家做了大量的分析，才逐渐揭开了"生命之水"的奥妙：原来，冰川水中的氘含量低于普通水。

氘是氢的同位素。在海水中每6600个氢原子中，有一个是氘原子。两个氘原子与一个氧原子就形成了重水分子。虽然重水的分子量与水相同，但是重水的所有物理性状与普通水（又称轻水）均不同。

虽然水中的氘含量很低，但是超过一定数值后，能够抑制生物体的生长发育。氘在生物体内很稳定，进入机体后，比水稳定，不容易被代谢和排出，而且结合力很强，容易与机体内的生物大分子结合，使这些生物大分子失去活性或功能。

研究表明，当水中氘的含量越高，水的生物学活性就越低。反过来，水中氘含量越低，水的生物学活性就越高。

第八节　好水应是弱碱性水

在生命长期的进化过程中，人体形成了较为稳定的呈微碱性的内环境。这种pH的恒定现象，叫作酸碱平衡。人体的pH为7.35～7.45，即呈弱碱性。这个pH，我们通常指的是人体血液中的pH，因为人体各个组织的pH均不同，如胃液的pH为1～2，皮肤为5.5；大肠为8.4；汗为6.0；尿为6.9等。

无论在哪一个部位，身体的pH都维持在一个恒定范围内，如果pH发生轻微的变化，就会引起身体的生物活性分子结构和化学功能发生剧烈的变化。因此，机体内的缓冲体系、呼吸、肾脏代偿系统等共同维持着pH在一定范围内，只有在这些严密的酸碱平衡的调控下，机体的生理功能才能正常地运行并维持着人体的健康。

研究发现，每当血液中pH下降0.1个单位，胰岛素的活性就下降30%；有人认为糖尿病特别是Ⅱ型糖尿病不是因为胰岛素分泌少，而是由于胰岛素的活性下降所致。糖尿病是典型的营养代谢障碍病，是碳水化合物、糖、蛋白质、脂肪代谢紊乱性疾病，这些代谢紊乱更容易产生酸性代谢物质，从而影响人体血液内pH的稳定。

现代人的饮食习惯，摄入酸性食物过多，使人体的酸性大于碱性，因此更多人血液的pH在7.35以下，身体处于健康和疾病之间的亚健康状态。新生儿一般属弱碱性体质，但随着年龄的增长，随着体外环境的污染及体内不正常的生活及饮食习惯，体质逐渐转为酸性。人的体液（包括血液）中碱性含量呈下降趋势，标志着酸化程度，而酸化也就意味着越来越老化。

为延缓衰老，我们应该重视饮水的健康，喝弱碱性水，即pH为7.0～8.5的天然矿泉水为好。时尚女性爱吃水果、蔬菜，也是因为这些物质在体内自然代谢，会形成碱性物质。实际上，水是比蔬菜、水果更好的"中和剂"，水中的天然矿物质能被人体直接吸收，起到维护体液平衡的作用。而纯净水由于使用反渗透膜将水中99%以上的盐去除，因此其pH一般都在5.5~6.5，呈弱酸性，对人体健康是不利的。

国内外有很多生物医学和流行病调查发现，长期饮用纯净水、蒸馏水，对人体生理功能有负面作用。此外，纯净水由于呈酸性，对水输送管道特别是金属的管道有一定的腐蚀性，容易使一些金属溶解到水中而超过饮水水质标准，会造成污染风险。

关于水的pH的界定，世界卫生组织认为虽然该指标对人的健康没有直接影响，但是出于对水处理及输送管道保护方面的考虑，水的pH应该控制在6.5~9.0。

而我国的生活饮用水水质标准中，水的pH定为6.5~8.5。从中国"天人合一"的传统哲学来思考，饮用水pH定在这个范围也是适宜的。人类在进化300多万年的历史中，从饮用的天然水、井水到近100年来的自来水，pH均在6.5~8.5。当然，水中pH越接近血液的pH越好。但我们应该注意，在市场宣传中，不要夸大磁性水、碱性水等对人体的作用，因为人体有很强的平衡系统。水的pH是衡量好水的一个重要指标之一，但不是唯一的指标。

第九节　食物无法取代的水中矿物质

关于饮用水中要不要含矿物质存在着很多的争议。比如有人认为，喝水不过是为了解渴，水里含不含矿物质又有什么关系？在这些人看来，人体需要的只是纯粹的H_2O，巴不得水越纯净越好。

又比如有人认为，水中矿物质的含量很低，对人体来说微不足道，而且水中的矿物质能否被人体吸收还是个问题呢。因此，通过食物来满足人体对矿物质的需要，才是正途。

那么，水中矿物质到底起什么作用呢？矿泉水的保健作用是否仅是矿物质的作用？水中矿物质的含量是否愈高愈好？在纯净水中人为地加入人工配制的矿物质与水中本身所具有的天然矿物质对人体健康的作用是否相同？对于这些问题，我们必须有一个清楚和科学的认识。

从近代生物化学、生理学、量子化学、结构物理学及生物进化等科学领域的理论及其研究成果证明，水中矿物质尤其是水中天然矿物质对人体生命与健康来说是不可缺少的，水中的矿物质不能用食物中的矿物质来取代。

这是因为，人们饮用的水是水溶液，而不是溶剂或溶质。从生命的起源、演化、生存来看，生命起源于水溶液。

1. 水中矿物质是人体的保护元素。美国矿物质新陈代谢理论权威专家约翰·索仁森博士认为，新陈代谢的主要金属元素与非主要元素的比例会受到水中主要元素的影响，如果所需的主要元素得到满足，非主要元素就很少或不会被吸收，而是被排泄掉。

2. 水中矿物质不但起到营养功能作用，而且水中的钙、镁等离子对保持水的正常有序构架、晶体结构起了很大的作用。

3. 人体要注意酸碱平衡。人体的血液呈弱碱性，需要含有矿物质的弱碱性水来进行平衡。若去除了水中的矿物质，水的pH一般都在6.5以下，呈弱酸性或酸性，且水愈纯净，酸性越强，则会破坏人体的酸碱平衡。

4. 水中的矿物质呈离子态，容易被人体吸收，而且比食物中的矿物质吸收快。通过同位素测定，水中矿物质进入人体20分钟后，就可以分布到身体的各个部位。台湾学者的实验更进一步证明，水中天然矿物质元素比人工添加的矿物质元素吸收快，吸收率高。

5. 水中的矿物质，可以满足人体每日矿物质需求量的10%～30%。

现代医学发现，人体含有60多种元素，其中氢、碳、氮、氧、钠、镁、磷、硫、氯、钾、钙11种为必需常量元素；而铁、铜、锌、钴、锰、铬、钼、镍、钒、锡、硅、硒、碘、氟14种为必需微量元素；另外，可能必需的元素还有：锶、铷及硼等。

随着科学的发展和研究的深入，其他微量元素对于人体的营养或生理作用还将被发现。

第十节　"安全水"不一定是"健康水"

什么是健康水呢？

从人体生理的角度来看，我们可以把生命体的生理需要分为3个不同的层次：生命维持、生命质量和生命异常。安全水仅实现了生命维持的作用；而健康水不仅满足生命维持，还有提高生命质量的作用。医疗水（属功能水范畴）则是在生命异常时起作用。

我们应当强调一点，干净水、安全水、健康水是3种不同的科学概念，而现在有不少消费者把3种水混为一谈。水的干净与安全主要是针对水污染而言，健康水主要是针对水对人体的健康来讲。水的干净、安全是健康水的前提之一，但干净、安全的水不等于是健康水。饮水应做到干净、安全与健康的统一。

医疗水不同于健康水。作为医疗用水，它主要是在医生的指导下，供特殊人群饮用的。它对某些疾病（主要是非遗传性慢性病）有特殊医疗作用，需要长期饮用，不过每天饮用要限量。

而健康水是大众都可以饮用的，不限人群，不限量，强调的是增强人的生理功效，而不是治疗作用。

人和自然是和谐统一的，人类饮用的好水与自然界存在的好水也应当是统一的。因此，饮水要建立在顺其自然、改造自然的基础上，更应该尊重自然。而纯净水是改造自然的产物，一般天然矿泉水是顺其自然的产物，健康水则是尊重自然的产物。

健康水的7条标准

笔者在对大量的优质水源，特别是长寿村地区的水进行了多年系统的调查分析后，找出了好水的共性及特征，并提出了健康水的7条标准（注：此7条标准不是世界卫生组织提出的标准，只是笔者个人的科学观点，仅供读者参考）：

1. 不含对人体有毒、有害及有异味的物质；

2. 水的硬度（以碳酸钙计）适中（30~200毫克/升）；

3. 人体所需矿物质含量适中，比例适宜；

4. 呈弱碱性；

5. 水中溶解氧及二氧化碳含量适中（水中溶解氧≥6毫克/升，二氧化碳在10~30毫克/升）；

6. 水分子团小（半幅宽≤100赫兹）；

7. 水的营养生理功能（渗透力、溶解力、代谢力、氧化还原性）较强。

　　健康水强调的是水中保持适宜的矿物质含量、适宜硬度、适宜氧和二氧化碳、pH呈中性或弱碱性等，这些均保持了自然界中原有的"适中"和"均衡"。而当下市场上的一些水为了追求"时尚"的潮流，人为地制造超自然状态的水，强调增强、减少或分化水中的某些成分或物质，这些水的制造技术，显然违背了自然界的好水及健康水的"适中""均衡"的规律。

　　健康水的7条标准又可以简略归纳为3点：

　　第一，没有污染的水——无毒、无害、无异味；

　　第二，没有退化的水——具有生命活力的水（小分子团水）；

　　第三，符合人体营养生理需要的水（含有适宜的天然矿物质元素，呈弱碱性等）。

　　其中，满足了第一点，只是做到了饮水的"干净"；满足第二点和第三点，做到了饮水的"安全"；只有三点全都做到了，饮水才能达到"健康"。好的水能够喝出健康。笔者认为，天然、安全、健康的水才是好水。好水必须是符合自然规律的"健康水"，这种水是活的水，即水的营养生理功能没有退化的水，有生命活力的水。水的功能，包括溶解力、渗透力、扩散力、代谢力、乳化力和洗净力，水中溶解氧及二氧化碳适中。

　　在选择好水上，有几条原则，总结起来就是"三宜三不宜"：1. 宜喝弱碱性水，不宜喝偏酸性水；2. 宜喝小分子团水，不宜喝大分子团水；3. 宜喝硬度适中的水，不宜喝太软、太硬的水。

第十一节　什么器皿盛水最安全

人们每天都要喝水，喝水自然离不开水杯。在日常生活中，大家往往注意的是所饮的水是否安全，而忽视水杯的安全性。其实，关于杯子的选择、杯子的使用是有很多学问的。

科学家认为，在所有的器皿中，使用玻璃杯、陶瓷杯喝水最安全。

不同材料的水杯的安全性

水杯的样式可谓五花八门，但就杯子的材料而言，常见的有塑料杯、陶瓷杯、玻璃杯、不锈钢杯等等。使用这些不同材料的水杯来喝水，都各有什么利弊呢？

塑料杯：塑料属于化学高分子材料，而多数化学高分子材料对人体的健康有害。塑料中有一种叫聚丙乙烯的物质，燃烧时会释放出苯乙烯；或含有称"PVC"（聚氯乙烯）的化学物质，它们都是有毒的。某些不良商贩在加工时混入一些有毒的增塑剂类化学物质，甚至选用一些废弃的塑料品（如注射器、光碟）等混入塑料制品中，更是相当危险。如果长期使用有毒、有害高分子材料制造的塑料杯，就会导致人体慢性中毒，甚至引起中毒死亡。

塑料杯更不宜盛开水。用塑料杯装开水和热水，塑料中有毒的化学物质更易释入水中。所以，在购买塑料杯时，对于塑料材质的选料是非常重要的，一定要选择符合国家标准的食用级塑料杯。国家标准中明确规定了塑料制品的标志体系，由标志、塑料数字编码、图形符号和功能性说明等构成。

另外，塑料的表面看似光滑，实际内部的微观构造均有很多孔隙，孔隙中易藏留污物，因此一般的塑料杯洗不干净，甚至发黏发涩。而不好的塑料杯则多有异味。

陶瓷杯：陶与瓷是两种不同的概念，其烧结温度、制造工艺均不相同。通常，陶瓷杯的内壁涂着一层釉，当涂釉的杯子盛入开水或酸、碱偏高的饮料时，釉中的一些铝元素及重金属容易析出，从而危害人体的健康。科学已有论证，铝元素的超标会造成人的痴呆症发病率的增高。所以，陶瓷杯最好选用本色杯，而不要选用涂有五颜六色釉的杯子。另外，陶瓷杯还有抑菌作用，对改善人体的健康，增强人体生理功能甚至某些疾病具有一定疗效。而且陶瓷杯水中的微生物比塑料杯、不锈钢杯的繁殖均要慢。

玻璃杯：玻璃均是无机硅酸盐类烧结而成，不含有机化学物质。所以使用玻璃杯是安全的，而且玻璃杯容易清洗。在国外高端水均采用玻璃容器盛放。

功能杯：功能杯是指在加工时加入一些功能材料，从而改变水的微观物理结构，使水呈现一定功能作用的水杯。目前，市场上销售的功能杯主要有磁化杯和能量杯两大类。对于磁化杯来说，国内外均有很多医学报道说通过磁化杯获得的磁化水，对于人体的健康和某些疾病的疗效有一定的作用。但是，不是所有的磁化水对人体的健康均有好处，有的甚至会有害处。这是因为，磁分为正极磁和负极磁，正极磁铁处理的水不宜多喝，负极处理的磁化水才可以喝，而且只有常饮负极磁化水才能增强人体的健康和改善人体的生理功效。然而，日常的磁化杯通常采用普通的磁铁，其正负极不分，因此普通磁化杯对于人体健康和生理功能改善的成功概率只有

50%。所以我们必须选用单极磁体（负磁）片作为磁化杯用。

能量杯：能量杯是指选用远红外材料（多为稀有元素组成的非金属晶体矿岩）制造的水杯。远红外材料所释放的能量可以破除水分子簇（团）之间的氢键，使水呈现小分子团状态，这种小分子团水易被人体细胞吸收，能更有效地参与细胞内所有生命的代谢活动（物质代谢、能量代谢、信息代谢），从而达到增强人体的代谢力、免疫力、适应力，改善人体生理功能，具有保健作用。但是，目前很多生产能量杯的商家肆意夸大产品的功能，并且选用的功能材料真真假假均混淆不清，选购时应注意。

不锈钢杯：目前市场上常见的保温杯大部分是由不锈钢制成的。不锈钢杯子选用的材料必须符合我国《不锈钢食具容器卫生标准》（GB 9684—1988）的相关规定，其铅、铬含量比其他用途的不锈钢要低。作为水杯用的不锈钢材料应选用马氏体型不锈钢（$1Cr^{13}$、$2Cr^{13}$、$3Cr^{13}$）。

不锈钢杯不能长时间存放酸性饮料或过碱的水，过酸或过碱都会引起合金中的一些元素溶出。同时不锈钢杯也不适宜泡茶，杯子的金属对茶叶有一些影响，会降低茶的口感和色泽。

怎样使用水杯才安全？

为自身的健康着想，放弃硬塑料水杯，改用玻璃或不锈钢水杯，不失为一种健康的饮水方式。但是，一般来说，沏茶最好选用不含有釉的陶瓷器具（例如紫砂壶），尤其沏铁观音茶时配紫砂壶最好。这是因为，陶瓷杯选用的陶材料中多少具有远红外线的作用，它可以使水呈小分子团，易被人体细胞吸收且有改善口感的作用。

每个人最好有自己固定的饮水杯。这是因为，杯子是疾病交叉传染的介质，一方面，水杯应当勤洗，保持其干净卫生；另一方面，外出时最好自带专用杯，尽量少用公用水杯，或采用一次性消毒杯，以减少病菌传染的机会。

需要注意的是，不能饮用杯中的隔夜水。因为水存放的时间长，水易老化，也易受微生物的污染。尤其隔夜的茶不能喝，茶存放的时间过长，茶中的茶多酚等天然有机成分容易氧化形成过氧化物，饮用后会使得体内的自由基增多。

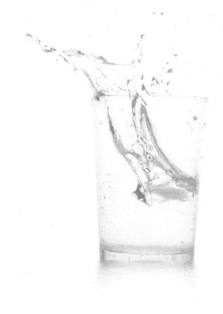

第十一章

水的过去、现在和未来

第一节　水的过去

水与其他物质不同，水的研究历经几千年，但直到现在，已经发现水有72种物理特性，随着研究的深入，水的物理特性还在不断地被发现。水科学研究水的结构、性质，水与其他物质的相互作用，水在各种物理、化学和生命过程中的作用，等等。在古代人们就已经认识到了水的重要性并努力理解和利用这种神奇的物质，在18世纪因为水在热机中的应用，对水的系统研究促成了水科学专业的形成。近几十年来，由于量子计算和各种现代分析手段的应用，水的研究得到了空前的发展。

水对世间万物具有功能，从公元前到现在，优质饮用水对于各种慢性病均具有良好的治疗作用，水对于人体的健康作用是不言而喻的。但是正是由于不了解水的结构和功能，人们无法对水的健康作用有很好的诠释。很多科学家不愿意把水当作研究对象。大多数科学家会理所当然地认为，人们对水这种常见的物质已经认识得很清楚了，这样就没有科学挑战了，不如去研究些更时髦的领域，比如分子生物学或者纳米科学，这可比钻研无聊的水要强多啦。

另外，水似乎有一层神秘的色彩。古代的宗教大师们认为，水被赋予了异乎寻常的治疗作用，比如"圣水"。这种神秘的"色彩"使水的研究成为一门危险的行当，新颖的发现会被认为是魔鬼的杰作，而不是科学的功劳。近几十年来，依然有一些科学家不畏艰险，勇于探索，使得水研究得到长足的进步。

是谁第一个提出水是生命之源

泰利斯（泰勒斯）（约公元前624年—前546年），古希腊米利都学派的创始人，西方哲学史上第一位哲学家。出身于米利都的名门望族。在哲学上，他首先摆脱用神创说去解释万物的产生，提出并探讨了水是万物的本源，其思想被视为西方哲学的开端。据亚里士多德的记载，泰利斯所以把水当作万物的本源，也许是由于观察到万物都以湿的东西为养料，生命所需的许多因素都含有水分；热本身是从湿气中产生，并且靠湿气来保持的；万物的种子就其本性来说是潮湿的。

是谁第一个提出水的结构

柏拉图（公元前427年—前347年），古希腊伟大的哲学家，也是全部西方哲学乃至整个西方文化最伟大的哲学家和思想家之一。他提出的宇宙论，认为物质世界的真正元素并不是土、气、火和水，而是两种直角三角形；一种是正方形之半，一种是等边三角形之半。最初一切都是混乱的，而且"各种元素有着不同的地位，后来它们才被安排好，从而形成了宇宙"。但是当时神是以形和数来塑造它们的，并且"从不美不善的事物中把它们创造得尽善尽美"。上述的两种三角形，据他说乃是最美的形式，因此神就用它们来构成物质。用这两种三角形就可能构造出五种正多面体之中的四种,而四种元素中每一种的每一个原子都是正多面体。土的原子是立方体；火的原子是四面体；气的原子是八面体；水的原子是二十面体。

历经两千多年，众多的科学家孜孜不倦地探索着水的结构，直到1884年怀廷第一个提出了水的簇状结构，像颗粒状的低密度冰结构和高密度液体模型。从那时起，科学家均认为水不是以单分子存在的，而是以簇状结构存在，具体是什么样的结构尚没有定论。2000年M. F. Chaplin提出了水逻辑上的结构，即水的二十面体结构，此推断与柏拉图提出的水的结构惊人地相似。

阻碍水科学研究进展的重大事件

水曾经在科学研究中占据过重要位置。科学家们曾经对胶体（悬浮在液体中的微观粒子）进行了广泛而深入的研究。人们相信生命的基础就是胶体。很多科学家预测，胶体和水之间的相互作用可以解释生命现象中深藏的化学原理。由于人们对胶体的研究很重视，同时对整体分析的研究方法也很重视。两者被结合起来以后，水被放在了科研的中心位置。

但是到了20世纪中叶的时候，有两个原因打消了人们研究水的热情。第一个原因是科学研究越来越专门化。这使得科学家们更多地从分子的角度进行研究，而只给水分配了一个次要的角色。分子成了最风靡一时的演员，对分子研究得越多，看起来似乎更接近科学真理。

第二个原因牵扯到了两起事件，聚合水事件以及水的记忆事件，严重阻碍了对水的研究。聚合水事件被称作"聚合水灾难"，聚合水是在20世纪60年代末的冷战时期在苏联发现的。人们发现在狭窄的毛细玻璃中囚禁的水似乎表现出了与正常水完全不同的性质——分子的振动模式不同，密度非同寻常地高，很难结冰，也很难蒸发。很明显，这是一种不同寻常的水。由于这种水的性质很稳定，就像大多数聚合物一样。所以化学家们认为这是一种聚合了的水，称之为聚合水。聚合水的发现让很多科学家都兴奋起来。想象一下，这可是固态液态气态之外的另外一种新的物态啊！但是也有很多人对这个发现持怀疑态度。之后很多科学家就开始研究聚合水。1971年与聚合水相关的论文已达到450多篇。但是最终，苏联人不得不尴尬收场，因为西方的科学家发现了一个隐藏的问题——杂质。这些本来应该是纯净的水流过这些毛细管之后，被玻璃管上的盐类和硅污染了。显然，正是这些杂质让水有了这些神奇的性质。甚至负责大量最初研究的首席物理化学家鲍里斯·迪亚金，最终也对公众承认那些水中确实含有杂质。所谓的"污染"，在所有的科学研究领域里都是阴魂不散的，每一个科学家当然都想得到纯净的物质，但是绝对纯净是极难达到的。以水为例，得到纯净的水实际上是不可能的，因为水有吸收所有外来分子的倾向，水几乎可以溶解所有物质。从这个意义上讲，污染是水自然性质的一部分。少量的污染并不一定就意味着所有观察到的现象都应该被条件反射一样地抛弃掉。

在"聚合水灾难"事件20年以后，关于水的研究有了初步复苏的迹象，但又发生了第二个更加致命的打击——那就是"水的记忆"事件。这一次的核心人物是已故的法国著名免疫学家雅克·本威尼斯特。本威尼斯特和他的同事是从意外中获得的证据——水可以储存与之相互作用过的分子的信息。换句话说就是：水有记忆。水有记忆的证据来自于这样的一个实验，即连续稀释生物活性物质（肝素）。取一点这种活性物质溶解在水里，然后稀释这种溶液。接下来，取出一点溶液，继续稀释，之后不断重复这个过程。当稀释了足够多的次数以后，剩下的几乎就只是水了。从统计学的角度来说，溶液中应该已经不存在原来的溶质了。然而本威尼斯特和他的同事在远远超过这个"已经什么都没有"的阶段以后仍然继续稀释溶液。最终，他们发现被稀释很多次的溶液中依然可以发生和原溶液一样的生物反应。将原溶液或者稀释很多次的溶液倒在细胞上，能够引发一样的"分子的舞蹈"。这看上去就像稀释过的水仍然保留着它接触过的分子的记忆，因为只有这些分子才能激发出这种舞蹈。他们认为虽然单个的水分子不能保持记忆性，但是团簇水的行为与单个水分子的行为完全不同。团簇水会不断形成、改变、消失，从而保持记忆性。

而《自然》杂志的编辑约翰·马多克斯认为这很荒谬！水怎么可能储存信息呢？但是并不是所有人都这样想。顺势疗法采取相似的手段来制备药物，即稀释越多，则效果越好。支持顺势疗法的一些成员觉得终于有一位杰出的科学家出面证明他们的做法是正确的了。相比顺势疗法，本威尼斯特对科学更感兴趣一些。《自然》杂志拒掉他的研究结果以后，本威尼斯特让在其他三个实验室工作的同事重复他的实验，看看他们是否能得到相同的结果。

值得强调的是，这些同事重复了这个实验，并得到了相同的结果。本威尼斯特再次将他的研究报告提交给了《自然》杂志，而杂志的回应和以前一样。很明显，不管有多少实验室可以重复这个实验，这个现象看起来实在是难以令人置信，被稀释的水里面一定有什么东西在作怪。对"聚合水"事件仍然很介意的《自然》杂志对这件事起了疑心。

在被要求公平行事的压力下，《自然》杂志最终同意发表这项实验结果。但是有一个条件，即编辑将成立一个委员会，这个委员会将实地检验法国科学家们的实验，然后把调查报告发表在《自然》杂志上。这个法国的实验小组接受了这一要求。这样，论文很快就被发表了，同时被发表的还有一纸附加的怀疑声明。编辑表示，他将发起一项调查，一个由同行组成的委员会将调查这些法国科学家们到底发现了什么。马多克斯领衔这个委员会，他还另外招募了两个人。一个是沃尔特·斯图尔特，他曾在美国国家卫生研究院中一个致力于揭露学术造假的特殊部门工作，他是一个专业的侦探；另一个是詹姆斯·兰迪，也被称为"神奇的兰迪"，他是一位世界级的舞台魔术师。兰迪靠揭穿其他魔术师的戏法赢得了他的名声，比如他曾揭穿了尤里·盖勒声称可以悬浮在空中的把戏。从这个委员会的构成来看，很明显，马多克斯的怀疑并不是一个无辜的错误。

委员会来到巴黎仔细观看了实验。最初的几组实验结果很符合预期。在头几个回合，法国人占了上风。但是当其中一个访客自己操作这些稀释实验的时候，实验结果很不理想。访客们随后开始私下商量并很快得出结论，既然法国人可以重复他们声称的结果，而访客们不行，那么这些法国人一定耍了什么花招，虽说这些职业的反伪斗士并不清楚这到底是怎样的一个花招，但他们仍然大胆地向科学世界汇报，所谓水的记忆仅仅是一个"错觉"。

彻底的失败使得本威尼斯特饱受羞辱。这些羞辱包括：失去资金来源，原本很大、多产的实验室倒闭了，从此以后很难再发表任何科研成果，最丢人的是他被哈佛大学的学生授予"最搞笑诺贝尔奖"。对于法国科学界来说，那可不是一段开心的日子。

然而这起事件的重点既不是事情本身的丑陋，也不是一段辉煌科研生涯的迅速终结；而是对水的研究的影响。水的研究刚刚勉强从"聚合水"事件中恢复过来，又受到第二个更具毁灭性的挫折。"水的记忆"成了整个科学界的笑柄。看看这段多灾多难的历史，你可以想想有几个心智健全的科学家敢再踏进这个领域？然而讽刺的是，之后有人确认了本威尼斯特的结果，这其中包括诺贝尔奖得主卢克·蒙塔尼，他以水的记忆为基础，研究了水中储存信息的传播。尽管如此，本威尼斯特所谓的"水的记忆"仍然是一个笑话，而不是严肃的科学研究。

两次连续的挫折将一个曾经充满活力的领域变成了一片几乎没有科学家敢走进的诡异地带。当前对水的研究就是从这两次挫折的余烬中开始的。

就单一物质而言，再也没有比水对我们来说更重要、更有意义的了；而就复杂性与奇异性而言，恐怕水也是其他物质难以望其项背的。在所有的物质当中，可以说水是研究最多但却理解最少的。水给我们以无限的可能、无限的惊奇和无限的灵感，它也为我们提供了无限的难题。对水的理解每前进一步，我们对这个世界和我们自身的理解都会加深一层，这算是水和水科学最迷人的地方吧。

第二节　今天我们还能喝什么水

现代工业的高速发展在给人类带来了丰富的物质享受的同时，也给人类的生存环境造成了巨大的污染，特别是人类一刻也不能缺少的水受到的污染最为严重。尤其是生活在都市里的人，现在已经很难找到一处真正洁净的饮用水水源了，事实上越来越多的人已经放弃饮用自来水，而饮用自购的矿泉水、纯净水等，甚至有一些城市的自来水仅剩冲马桶的功能。如果水污染继续恶化下去，中国的水污染问题可能比大气污染更严重，人类的健康和生存受到了严重的威胁。

科学研究表明，水质决定体质。如果人长期饮用受污染、已退化的水，人体的每一个细胞都处于不健康的劣质水环境之中，身体就容易出现疾病或亚健康状态。被污染的水中含有的各种毒素、化学污染物会沉积在肝和肾，造成肝、肾功能衰退。80%的疾病和1/3的死亡与饮用水水质有直接的关系。

尽管从20世纪末开始，各国政府和广大科学界已经对人类生态环境的破坏趋势，特别是水环境和水质的严重污染引起了高度的重视，采取了许多治理、保护措施。但是，总体上讲，治理、保护的力度远远跟不上污染恶化的速度。尤其是水质的污染和退化，就现在的科技水平和治理能力，根本不可能改变和恢复水的原始品质和天然功能。

新世纪人类喝什么水，已经成为全人类共同的话题。

让人触目惊心的桶装饮用水抽检结果

由于水环境的污染，不少消费者选择桶装水作为日常饮用水。桶装水的质量如何，它真有看上去那么干净吗？

2019年1月，《消费者报道》整理全国及省级食品药品监督管理局2014—2018年关于桶装水的质量抽检情况，5年共检出2350批次不合格的桶装水，不合格的主要原因是检出铜绿假单胞菌超标。此菌的超标易引起急性肠道炎、脑膜炎、败血症和皮肤炎症等疾病。可见我们习以为常的饮水机+桶装水的饮水模式存在诸多安全隐患。

目前桶装饮用水存在四大问题：

1. 不新鲜

桶装水要经过灌装、出厂、运输、配送等多个环节，在此复杂环节中每桶水都需要经历一段相对长的时间，无法做到"即滤即饮"，水质不新鲜，容易造成各种菌落超标等现象。

2. 不安全

相关研究表明，桶装水的污染原因主要是在于水源水的污染和加工过程的污染，同时还面临：水质无法保障：黑心桶、经销商掺假、售假等不确定因素，影响饮用安全。使用中的二次污染：饮水机储水桶与饮水机底座连接缝隙较大，使用中如得不到定期清理容易藏污纳垢，造成二次污染，形成安全隐患。

3. 不经济

桶装水价格较高，以市场价来计算，一桶水的价格在15元左右，一个月一个家庭至少需要10桶水，一个月就是150元，一年下来就是1800元……

4. 不方便

满桶或空桶占用房屋空间，且送水、清洁等均需要人力维护，既不省时又不省力。

如今，桶装水已进入千家万户，而写字楼里工作的人也已经习惯了饮用各种类型的桶装水，如果产品质量不合格，对多数人的健康所造成的危害是相当大的。

瓶装水带来了巨大的能源消耗

如今，瓶装水所消耗的能源和它带来的环境污染等负面影响，已在西方遭到不少人的质疑甚至反对。目前，全球每年用于购买瓶装水的费用为1000亿美元。根据地球政策研究所的报告，在发达国家，尽管瓶装水多数时候并不比自来水安全，但是瓶装水消耗的资源却比自来水高1万倍。

全球为瓶装水所消耗的能源和它带来的负面影响是惊人的，远远超出人们的想象。每年，全球大约有1/4的瓶装水需要用各种运输工具送到消费者的手中，其中包括出口。因此，这些水的运输不可避免地就耗费了大量的石油等能源。石油是我们这个星球上不可再生的能源。此外，瓶装水的包装物都是一些高分子有机化合物，这些物质的来源也是石油。以美国为例，每年用于制造瓶装水的瓶子就需要150万桶石油，而如果将这些石油用于生产汽油，则可以供10万辆美国汽车使用整整一年。

此外，瓶装水的瓶子给地球带来了严重的污染。据美国容器回收研究所的调查，在美国，有86%的塑料瓶被当作垃圾处理。如果将这些垃圾焚烧，就会释放出大量的废气，而且在塑料的增塑剂里含有一些重金属，如锑等，会影响人类的健康。如果将这些垃圾进行掩埋，则需要1000年才能生物降解。更有甚者，美国还将这些垃圾卖到一些发展中国家，不仅给这些国家带来了严重的环境污染，而且它所消耗的运输能源也是非常巨大的。

瓶装水的生产者还在无节制地索取水源。如今，全球的水资源正在枯竭，人类却以惊人的速度污染和消耗着一切生命之源——水。事实上，全球水的短缺已经成为21世纪最严重的生态、经济和政治的危机。淡水也成了富人的专用品和赚钱的工具。根据Zenith Global公司调查报告显示，2017年全球瓶装水消量达到4180亿升，比2007年增长了92%，平均每年增长接近7%，10年增加了2000亿升。瓶装水的增长带了巨大的商机和经济收益。虽然珍贵的水资源是人类共同的财产，而水的私有化和商品化，使得瓶装水的巨头们在全球范围内掠夺着世界水源，毫无节制地向地球索取优质的好水，破坏了全球的生态系统，损害了大众的利益。

明天我们只能喝袋装水了？

瓶装水、桶装水的种种不足和弊端正在逐渐显露出来。

就在问题不断出现的时候，袋装水应运而生了。

袋装水，这一产品的创意来源于太空宇航员，宇航员在太空解决喝水问题就是使用的袋装水。袋装水由袋装水全自动灌装机成套设备生产。成套设备由袋装水全自动灌装机、连续封口机、输送系统、光检台等组成，其中全自动灌装机是主机部分，其原理类似牛奶袋装自动灌装设备，包括薄膜传送自动成型折袋、水的计量灌装、热缩封口等工艺部件构成。

袋装水无疑具有很多的优点：体积小，便于携带、更换；袋装水容量小，每个家庭平均1～2天就可以饮用完，缩短了饮用时间，保证了家庭成员经常喝新鲜水；减少污染的机会，桶装水易长绿苔的现象是很多桶装水厂家的头痛之事，袋装水就克服了长绿苔的弊端；降低了管理及生产的成本，袋装水是一次性使用，从而减少了水桶的清洗、运输、丢失、破损的费用；节约用水，桶装水的清洗和消毒需要耗费大量的水，袋装水的生产比桶装水节约很多的用水量。

可以预见，袋装水是今后饮水的发展方向。但是，袋装水同样也存在着很多问题：一是水源问题，该如何保证；二是饮水机的二次污染问题，因为袋装水和桶装水一样大多数要与饮水机配套使用，所以饮水机的二次污染同样会造成袋装水最终流出的水的污染；三是口感如何保证，水的口感是第一位的，而袋装水用塑料材料包装，在热缩封口过程中塑料中的化学成分会溶在水中，因此会产生塑料味，影响水的口感。

此外，袋装水同样也会带来环境污染问题：袋装水的塑料袋，会不会造成新一轮的资源浪费和环境污染？

第三节　水污染引起"水退化"

　　"水退化"现象在我们日常生活中随处可见，然而全世界都很关注和研究水的污染问题，却忽视水的退化问题。从对人体健康的危害而言，水污染对人体造成的危害是直接的，而水退化对人体的危害是缓慢的、间接的。如果说水污染是看得见的"杀手"，那么"水退化"则是看不见的、长期的、潜在的杀手。

什么是"水退化"？

　　"水退化"是指水本身功能的退化以及水对生物体（包括动物、植物、微生物和人类）的生理功能的退化。人的衰老、疾病，尤其是人的慢性病增多，均与水的"退化"有关。

　　早在1964年，我国的生物学家贝时璋就指出：生物代谢的系统不但包括物质代谢、能量代谢，还应包括信息代谢。奥地利环境自然科学家萧伯格博士通过对自然的观察发现：水是吸收、储存和传递自然界能量（波动）和生物信息的媒介物质。并指出，经过有害物质污染的水尽管通过物理学、生物学等净化处理，将水中有害物质去掉，但那些有害物质的负面信息仍将残留在水中，这个事实已被美国一位物理专家沃尔夫冈博士实验证明。这位科学家特别强调，对生物体造成伤害的并不是水中那些各种有机与无机的有害物质，而是这些有害物质的负面信息。

　　尽管大家对"水退化"的概念还很陌生，甚至难以理解，但只要我们细心观察，就会注意到生活中所发生的一些现象，比如衣服越来越洗不干净了，现在的水不如以前的水甘甜、爽口了，今天的黄瓜没有黄瓜的味道、西瓜也没有西瓜的味道了……这是因为，水的物质结构已经在悄悄地发生改变。水是物质，有它本来的物质结构及正常性质和功能。物质结构、性质和功能三位一体，若这种物质结构发生变化，必然也会引起性质和功能的变化。

水退化就是指水的结构已发生异常变化。哪怕是微小的变化，都会引起水的物理性质、化学性质、生物性质的变化，从而引起水本身的功能包括水对人体生理功能的变化。

"水退化"对人体健康有何影响？

水的结构异常变化，就会使水内在的能态降低，水分子簇（团）变大，振频与波动异常。这些变化就会引起水的功能降低，包括影响人的生理功能。

水自身的功能降低，明显地使水的自净功能和抗污染能力降低。对于人体而言，退化的水实际上是一种"病态"的水，不仅不适应人体的需要，而且会对人体产生不良影响。长期饮用这种"病态水"，会使人的免疫功能降低、适应能力降低、细胞活力降低，从而使人体的酸性物质增加，对病原生物的抵抗力下降，代谢疾病罹患率增加，这些疾病都属于营养障碍代谢病。

是什么引起了水的"退化"？

"水退化"的原因分为自然的和人为的。自然规律的作用，例如地球的磁场变化和降低，可以造成水退化，这种结论目前还只是推测。但是，人为地造成水的"退化"，使水的功能降低的现象却处处可见，而且已被大量实验所证明。例如我们当前许多水利工程的技术，把流水变为"静水""死水一潭"。不流动的水抗污染能力很弱。这种将流水变成死水的过程就是水退化的过程，水功能降低的过程，也是水的抗污染能力降低的过程。在有些城市中，河道修建得笔直、"三面光"的水利系统，水渠两岸均用水泥砌成，这种状况很容易发生"水华"，这也是人为地造成"水退化"与水的抗污染能力、自净能力降低的结果。

研究发现，当前水净化的技术与材料，特别是化学材料制造的膜技术、不锈钢罐体、水泵等，均会造成水的分子团聚合与增大，使水中原有活性降低或失去，使水的各种自然应有的功能降低或丧失，从而使"水退化"即功能退化。

如何将退化水复原为健康水？

目前，不管用何种先进的净化工艺和设备，都仅能把水中的污染物质清除掉，但这些物质引起的"水退化"功能降低，并没有得到解决。实验证明：纯净水虽然很干净，解决了水污染，但已经是"死水"，不能解决水的病态，不能将其复原为"健康"水。

如何解决水的"退化"问题呢？研究人员认为，在采用科学的"激活"工艺和技术前，应先把水中各种污染物指标降低，污染物质去除掉，再把水"激活"，把水变为小分子团水。而研究发现，小分子团水可以提高生物体的生理功能，有利于人体吸收和利用。只要采用恰当的技术把大的水分子团"打碎"成小水分子团，水分子就可被"激活"，就可恢复和接近到水的原来应有功能。

现在，科学家已研究出许多方法，例如磁化、远红外线、超声波、电解等物理技术均可以把水分子变为小分子团。但是，关键之处是如何把水的小分子团稳定化、持久化的问题。如今，科学家已研究出一种IDM激活工艺，可以把无序结构的水分子变为有序结构的水分子，把已退化的水变为健康的水，把"死水"变为活水。该技术已通过联合国计划开发署专家考察、评议，并作为"联合国示范工程技术项目"向全世界推荐。

第四节　海洋中的"玉带泉"

在大多数水源遭到污染、水退化而引发全球淡水资源危机的情况下，如果能在浩瀚的海洋中寻找到甘甜的淡水，这对一些正在进行的海岸带和海岛开发，乃至海上油气田开发，无疑是极为宝贵的。

最近，一组法国科学家成功从地中海海底36米深处抽取出淡水，创下了一个世界第一。抽水地点离法国—意大利边界海岸外大约800米，泉源来自阿尔卑斯山脉。相关科学小组已经安置一根钢管，把海底的淡水导出海面。这项创新的科技，或许为那些缺水的国家和地区，提供一种获取淡水资源的思路。

在海洋底床中蕴藏着大量淡水资源。比如在美国佛罗里达州和古巴之间，海面上有一个直径30米的淡水区，水色、温度与周围海水皆异，人称"淡水井"。而在我国福建省古雷半岛东边，有个莱屿，距该岛500米的海面上也有一个淡水区，叫"玉带泉"。上述两例都是海底喷泉，因离岸不远海底的含水构造都是和陆地含水构造相连的，喷出的淡水由陆地予以补给。由于地下水露头很低，在海面以下，水头压力也是很大的。在一些大河河口外，都有第四纪晚更新世的下切古河道，其充填的沙砾层也是和陆地连通的含水层，往往在活动断层穿过的地方形成淡水露头。

像这样的"海泉"在美国发现200多处，在我国沿海地区的近海域也发现几十处。除此之外，在海底海相与陆相交互地层中，陆相地层也有淡水层保存，它们一般与陆地含水构造不连通，也没有露头，成为封存的"化石淡水"。

第五节 两极冰川能解决"地球水荒"吗

现在全世界有10多亿人缺水，应如何解决这一问题？有人建议对海水进行脱盐处理，或在水源充足地区建造大型通水管道。然而，这两种方法都费用昂贵。于是，科学家们想到了一种可能的方法，就是将北极和南极的冰山拖运到世界各个缺水地区。尽管在试验这项工程之前，有许多问题需要解决，但是牵引冰山取水似乎是未来可行的一种方法。

具有讽刺意味的是，一边是我们在生活中对水的消费尚未走出误区，造成对饮用水的极大浪费，并且正在污染着越来越多的淡水资源而不懂得珍惜；另一边是焦急的科学家正试图改造"自然水分布"，花费巨大的人力财力物力，从遥远的南极北极拖水过来解地球之渴。

向南北两极讨水喝

长期以来，许多国家的科学家都在研究怎样向缺水地区提供淡水的有效途径。然而，到目前为止，他们仍旧没找到能够使这一状况得到根本性改善的方法。一些国家建起了核能和太阳能工厂，将海水转化成淡水，将空气中的水分转化为液态水。但这些方案都无法解决全球缺水问题。通过这些方法，也只能生产少量的水，而水的质量有时还较低劣。此外，通过这种方法生产出来的水，生产成本太高。

为解决日益严重的地球水荒，科学家们建议，从南极大陆的冰山上获取人类所需的液态水。

沙特阿拉伯对此项建议尤其感兴趣，因为该国正面临极度缺水的现况。据专家们估计，要把一块巨大的冰山（约0.8千米见方）拖到沙特阿拉伯需要128天，但是冰山在运输过程中就会完全融化。因此，采用隔热措施是向冰山取水的最根本的保证，但是，如何使冰山隔热仍然是难以解决的问题。

如何拖运冰山更是困难重重。首先是选择什么样的冰山。北极的冰山由于形状复杂，而且大部分隐没于水面以下，只有少部分露出水面，不论是牵引还是拖拉都相当困难。而南极的冰山比较平坦，有如漂浮在水上的桌面，移动起来要容易得多。

一块冰山重达1亿~2亿吨，如何移动这庞然大物？没有哪一艘船具有如此巨大的牵引力，也许用多艘船可以拖动。要把缆绳拴在冰山上也是个难题。一些工程技术人员认为可用巨大的钉子或长的金属棒打入冰山中。假如在牵引途中冰山裂成几块，如何处理？即使挑选的冰山只有极少的裂缝，在惊涛骇浪的海洋中如何来拖运呢？况且，冰山被拖运到目的地后，有足够深度来存放冰山的海港已寥寥无几。

要把冰山作为合适的水资源之前，所有上述问题都必须解决。尽管如此，科学家们相信，不久的将来仍有可能拖运冰山。因为每年形成的冰山足以供应全球整整一年的淡水需求量。此外，冰山本身是免费的，并且没有任何污染，作为一种解决世界缺水的方法，使用冰山无疑是最可能的有效途径。

第六节 还地球水美丽

水是大自然所赋予生物赖以生存的基本元素；水是缔造大自然美丽风光的重要因素；水是连接大自然生物之间的桥梁；水是连接人与社会、人与自然和谐的介质。

水本身就是一种美。水结晶呈现出千姿百态。这些结晶形态都是水的自然反映，是水自身所散发出的美。除了水本身的美以外，水还带美了千千万万的景象，晶莹剔透的露珠让花瓣更有朝气；热气腾腾的水让玻璃杯更加透彻、明亮；细细流淌的河流让整座乡村更显青春；平静的湖泊让喧哗的城市多了一分安详；奔流直下的瀑布让山脉显得更为雄壮……

人类难以在缺水的环境中生存，因为缺少水，环境会变得恶劣。这不仅违反了人类向往美好的本质特性，更阻碍了人类获得和谐的进程。但地球表面水资源分配的不均匀，给人类带来了干旱少雨，抑或洪水泛滥，于是就有了人工建造的水利工程。在美学动机的促进下，人类用智慧创造着和谐，从而实现了水资源的合理利用，构成了人水和谐。

水的存在，让一切事物变得有条不紊，如同一首动听的音乐、一幅灵动的画卷一样带给人和谐的美感，在水的"灵魂"里，我们能看到生命的气息与流动的精彩，人们满怀着对美的追求而不断创造和谐，体味着和谐的意境。

跋

面对水荒，
最缺的是
水患意识

如果我们能更科学地利用、管理水资源，也许水的现状能够改变。希望我们永远也不会有非得喝南极水的那一天。

目前，世界上有许多国家和地区面临缺水的危机。中国也未能例外，我国虽然淡水资源总量为28000亿立方米，占全球水资源的6%，仅次于巴西、俄罗斯和加拿大，居世界第四位，但人均只有2300立方米，仅为世界平均水平的1/4，在世界上名列第121位，是全球13个人均水资源最贫乏的国家之一。由于我国降水在空间和时间的分布上极不平衡，长江流域及其以南地区人口占了中国的54%，但是水资源却占了81%。北方人口占46%，水资源只有19%；另一方面，到2017年我国废水排放量为777.4亿吨，比2016年增加了2.03%，城市污水处理率可达到95%左右，农村污水处理率仅为22%。污水的排放使江河湖海和地下水严重污染，水质性缺水现象越来越严重；还有就是缺乏科学的用水定额和管理，工业水重复利用和再生利用程度较低，用水工艺比较落后，用水效率较低，水的浪费相当普遍。

然而，即便旱情让人揪心，我们仍能看到城市里哗哗流淌的水龙头无人理睬，工矿企业用水重复利用率低、污水四溢，农业节水设备闲置却大水漫灌……一方面存在严重的缺水问题；另一方面却是人们普遍没有水患意识，从而导致水资源利用效率低。在很多地方仍然没有走出认识的误区，没有计算对环境破坏所带来的巨大隐性成本，其实是在造子孙的孽。

从某种意义上来说，目前人们最缺的不是水，而是缺乏对水的了解和敬畏，缺乏起码的水患意识。要从根本上解决这些问题，一方面，政府部门必须采取强有力的措施，建立一种体制、机制，使得各行各业、社会成员在用水的问题上能够受到普遍的约束；另一方面，必须在全社会宣扬大环保意识，大力提倡节约用水，使节水成为人们的自觉、自发行为。

否则，就算把南北极的冰川都搬过来，也最终解决不了问题。